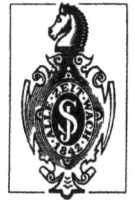

H. von Matthiessen (Hrsg.)

Praktische Schmerztherapie in der Onkologie

Mit einem Geleitwort von L. Beck

Mit 4 Abbildungen

Springer-Verlag
Berlin Heidelberg New York
London Paris Tokyo
Hong Kong Barcelona
Budapest

Professor Dr. H. VON MATTHIESSEN
Frauenklinik
Evangelisches Krankenhaus
Wertgasse 30
W-4330 Mülheim/Ruhr
Bundesrepublik Deutschland

ISBN-13:978-3-540-53878-3

Die Deutsche Bibliothek – CIP-Einheitsaufnahme. Praktische Schmerztherapie in der Onkologie / H. von Matthiessen (Hrsg.). – Berlin ; Heidelberg ; New York ; London ; Paris ; Tokyo ; Hong Kong ; Barcelona ; Budapest : Springer, 1991
ISBN-13:978-3-540-53878-3   e-ISBN-13:978-3-642-76536-0
DOI: 10.1007/978-3-642-76536-0

NE: Matthiessen, Heino von [Hrsg.]

Dieses Werk ist urheberrechtlich geschützt. Die dadurch begründeten Rechte, insbesondere die der Übersetzung, des Nachdrucks, des Vortrags, der Entnahme von Abbildungen und Tabellen, der Funksendung, der Mikroverfilmung oder der Vervielfältigung auf anderen Wegen und der Speicherung in Datenverarbeitungsanlagen, bleiben, auch bei nur auszugsweiser Verwertung, vorbehalten. Eine Vervielfältigung dieses Werkes oder von Teilen dieses Werkes ist auch im Einzelfall nur in den Grenzen der gesetzlichen Bestimmungen des Urheberrechtsgesetzes der Bundesrepublik Deutschland vom 9. September 1965 in der jeweils geltenden Fassung zulässig. Sie ist grundsätzlich vergütungspflichtig. Zuwiderhandlungen unterliegen den Strafbestimmungen des Urheberrechtsgesetzes.

© Springer-Verlag Berlin Heidelberg 1991

Die Wiedergabe von Gebrauchsnamen, Handelsnamen, Warenbezeichnungen usw. in diesem Werk berechtigt auch ohne besondere Kennzeichnung nicht zu der Annahme, daß solche Namen im Sinne der Warenzeichen- und Markenschutz-Gesetzgebung als frei zu betrachten wären und daher von jedermann benutzt werden dürften.

Produkthaftung: Für Angaben über Dosierungsanweisungen und Applikationsformen kann vom Verlag keine Gewähr übernommen werden. Derartige Angaben müssen vom jeweiligen Anwender im Einzelfall anhand anderer Literaturstellen auf ihre Richtigkeit überprüft werden.

21/3130-543210 – Gedruckt auf säurefreiem Papier

Geleitwort

Jährlich erkranken Millionen Menschen weltweit an Krebs, mehr als die Hälfte erliegt ihrem Tumorleiden. In der Bundesrepublik stirbt jeder 10. Mensch an dieser Erkrankung. Dies hat zur Folge, daß nahezu jeder entweder in der eigenen Familie oder in seiner Umgebung das Leiden und Sterben eines Krebskranken miterlebt und miterleidet.

Neben der Schicksalhaftigkeit, den belastenden Behandlungen und dem Miterleben des zunehmenden körperlichen Verfalls sind es oft die erheblichen Schmerzen, die in den Betroffenen und ihren Mitmenschen den Wunsch nach baldiger Erlösung durch den Tod lebendig werden lassen.

Vom Tumorzentrum der Universität Düsseldorf wurde 1985 eine Ambulanz für Patienten mit malignombedingten Schmerzen gegründet. Um den vielfältigen Anforderungen an die Versorgung dieser Patienten gerecht zu werden, erfolgte eine interdisziplinäre Zusammenarbeit der an der Betreuung von Tumorpatienten beteiligten Fachrichtungen. So beteiligen sich an unserer onkologischen Schmerzambulanz Anästhesisten, Neurochirurgen, Internisten und – wegen des hohen Anteils von Frauen mit gynäkologischen Malignomen – Gynäkologen. Zusätzlich besteht die Möglichkeit der psychosomatischen Betreuung; die psychosoziale Versorgung ist durch einen der Ambulanz zugeordneten Sozialarbeiter gesichert. Die Krankenhausseelsorge wird miteinbezogen.

Für die Therapie tumorbedingter Schmerzen stehen heute Verfahren zur Verfügung, die eine befriedigende Schmerzlinderung in 70–80% ermöglichen. Trotz dieser hohen Erfolgsrate werden sie noch zu selten angewandt; die Schmerztherapie wird in Studium und Klinik noch zu wenig gelehrt; auch besteht die Furcht vor physischer und psychischer Abhängigkeit bei der Anwendung von Opioiden. So werden Schmerzen noch allzuoft als schicksalhaft mit Krebs verknüpft angesehen.

Es ist die Aufgabe der vorliegenden Beiträge die medikamentöse Analgesie bei speziellen Metastasenlokalisationen zu beschreiben, die Therapiestrategie zur Schmerzausschaltung darzustellen und die allgemeinen Aspekte der Führung von Patienten mit Tumorschmerzen zu behandeln.

Die Gesellschaft zur Bekämpfung der Krebskrankheiten Nordrhein-Westfalen e.V. (GBK) hat durch die personelle Unterstützung in der Anfangsphase die Schmerztherapie am Tumorzentrum der Universität Düsseldorf unterstützt. Das vorliegende Buch zeigt, welche fruchtbringende Arbeit aus dem Modellversuch der ersten Jahre geworden ist. Herrn Priv.-Doz. Dr. von Matthiessen ist in besonderem Maße zu danken, daß uns durch die umsichtige Organisation und wissenschaftliche Leitung des dem Buch zugrundeliegenden Symposiums die Darstellung des breitgefächerten Themas der onkologisch bedingten Schmerztherapie gelungen ist. Möge das Buch viele aufmerksame Leser finden zum Wohl der uns anvertrauten Patienten.

LUTWIN BECK

Inhaltsverzeichnis

Das nozizeptive System und seine Beeinflußbarkeit
durch Pharmaka beim Karzinomschmerz
I. JURNA 1

Diagnostische Maßnahmen zur Erkennung
der Schmerzursache
W.J. BOCK 13

Schmerztherapie bei Kindern
H. JÜRGENS, D. SCHWAMBORN und U. GÖBEL 23

Strahlentherapie schmerzhafter Knochenmetastasen
K. SCHNABEL, H.J. TKOCZ und W. BERBERICH 33

Rückenmarksnahe Analgesie bei Tumorschmerz
H. MÜLLER und J. ZIERSKI 47

Neurochirurgische Verfahren der Schmerzausschaltung
J.C.W. KIWIT (Mit 2 Abbildungen) 71

Patientenführung bei Krebsschmerz
J. SCHARA (Mit 2 Abbildungen) 79

Administrative Aspekte der Opiatverschreibung
W.K. JUNGE 101

Erfahrungsbericht einer interdisziplinär geführten
Schmerzambulanz
H. v. MATTHIESSEN, D. MOSNY, U. NITZ
und M. WINKELMANN 109

Mitarbeiterverzeichnis der Erstautoren

BOCK W.J., Professor Dr.
Neurochirurgische Klinik der Universität Düsseldorf
Moorenstraße 5, W-4000 Düsseldorf
Bundesrepublik Deutschland

JUNGE W.K., Dr.
Königstraße 67 a, 1000 Berlin 39
Bundesrepublik Deutschland

JURNA I., Professor Dr.
Institut für Pharmakologie und Toxikologie
der Universität des Saarlandes
W-6550 Homburg/Saar, Bundesrepublik Deutschland

JÜRGENS H., Professor Dr.
Universitätskinderklinik, Moorenstraße 5
W-4000 Düsseldorf, Bundesrepublik Deutschland

KIWIT J.C.W., Dr.
Neurochirurgische Klinik der Universität Düsseldorf
Moorenstraße 5, W-4000 Düsseldorf
Bundesrepublik Deutschland

MATTHIESSEN v. H., Professor Dr.
Frauenklinik, Evangelisches Krankenhaus
W-4330 Mülheim/Ruhr, Bundesrepublik Deutschland

MÜLLER H., Professor Dr.
Klinik für Anästhesiologie und Intensivmedizin
Städtisches Krankenhaus Kemperhof
W-5400 Koblenz, Bundesrepublik Deutschland

SCHARA J., Dr.
Institut für Anästhesie, Klinikum Barmen
W-5600 Wuppertal, Bundesrepublik Deutschland

SCHNABEL K., Professor Dr.
Radiologische Klinik der Universität
Abteilung für Strahlentherapie
W-6550 Homburg/Saar, Bundesrepublik Deutschland

Das nozizeptive System und seine Beeinflußbarkeit durch Pharmaka beim Karzinomschmerz

I. JURNA

Verschiedenartigkeit der Schmerzursachen – schmerzdämpfende Substanzen mit unterschiedlichem Wirkungsmechanismus

Schmerzen werden im allgemeinen durch eine Gewebsschädigung hervorgerufen. Das gilt für akut auftretende Schmerzen und viele Formen des chronischen Schmerzes. Schmerz wird häufig als Alarmsignal bezeichnet, das eine Störung im Organismus anzeigt, die so bald wie möglich beseitigt werden muß, um größere Schäden oder gar eine Lebensbedrohung zu vermeiden. Das trifft zweifellos für akute Schmerzen, wie Schmerzen nach Verletzungen oder bei der ersten Nieren- oder Gallenkolik, zu. Wenn der Zustand jedoch chronisch geworden und die Ursache erkannt ist, müssen dem Patienten die Schmerzen genommen werden. Um dabei erfolgreich zu sein, soll sich die medikamentöse Schmerztherapie nach der Schmerzursache ausrichten (Wörz 1986a), was auch für den Karzinomschmerz gilt (Wörz 1986b).

Aus der Verschiedenartigkeit der Schmerzursachen ergibt sich, daß Arzneimittel mit einem bestimmten Wirkungsmechanismus nur bei bestimmten Schmerzzuständen wirksam sind. Aus diesem Grund können u. U. Acetylsalicylsäure und Morphin einander nicht ersetzen. Außerdem sind klassische Analgetika nicht unbedingt bei jeder Schmerzform wirksam, und ein Therapieerfolg kann auch mit Substanzen erzielt werden, die nicht als Analgetika gelten, sondern unter ganz anderen Indikationen eingesetzt werden. Dabei ist an Antidepressiva, Neuroleptika, Tranquillanzien oder Ataraktika vom Benzodiazepintyp, Antiepileptika und andere zu denken.

Schmerzen können durch eine Aktivierung von Nozizeptoren infolge einer Gewebsschädigung oder unphysiologischen Dehnung von Hohlorganen, durch Kompression von Nervenfasern und Hinterwurzeln oder durch Nervenschädigung bei Neuralgien, sympathischer Reflexdystrophie und Stumpfschmerz entstehen (Zimmermann 1984). Der Phantomschmerz beruht, wie der Schmerz bei Hinterwurzelausriß und sympathischer Reflexdystrophie, auf einer veränderten zentralen Schmerzreizverarbeitung (Wall 1984; Jänig 1985). Prozesse in Rückenmark und Gehirn können ebenfalls eine Schmerzempfindung auslösen, beispielsweise thalamischen Schmerz. Es ist anzunehmen, daß das Muster der Signale, die in das nozizeptive System einlaufen bzw. die verschiedenen Stationen des Systems, insbesondere den Thalamus, erreichen, bei den verschiedenen schmerzauslösenden Ursachen unterschiedlich ist. Bei Tumoren können Schmerzen unterschiedlicher Ursache (Nozizeptorschmerz, Kolikschmerz, Schmerz infolge Nerven- oder Wurzelkompression u. a.) auftreten, was die Aufstellung eines Therapieprogramms erschwert.

Substanzen können an verschiedenen Stellen des nozizeptiven Systems angreifen und die Schmerzempfindung wie alle übrigen Reaktionen des Systems, die durch eine Gewebsschädigung ausgelöst werden, unterdrücken. Sie können die Erregbarkeit der Nozizeptoren herabsetzen, wie das Substanzen mit entzündungshemmender Eigenschaft wie Corticosteroide und Acetylsalicylsäure sowie die modereren nichtsteroidalen Antiphlogistika tun. Sie können wie die Lokalanästhetika die Impulsleitung in Nervenfasern peripher und zentral blockieren. Und schließlich können sie zentral angreifen und über verschiedene Wirkungsmechanismen die Erregung im nozizeptiven System unterdrücken, wie das Analgetika mit antipyretischer Eigenschaft und nichtsteroidale Antiphlogistika (Dubas u. Parker 1971; Chen u. Chapman 1980; Yaksh 1982; Devoghel 1983; Yezierski et al. 1983; Shyu u. Lin 1985; Carlsson et al. 1988) und Opiate bzw. Opioide, aber auch Nichtanalgetika wie Antidepressiva, Neuroleptika, Antiepileptika und andere tun (Walsh 1983; Swerdlow 1983; Kocher 1984, 1988; Clifford 1985; Feinmann 1985).

Opioidanalgetika und Nichtopioidanalgetika

Analgetika werden allgemein in zwei Gruppen eingeteilt. Die eine Gruppe besteht aus den Analgetika mit antipyretischer Eigenschaft, wozu Paracetamol und Pyrazolonderivate wie Metamizol, Phenazon und Propyphenazon sowie nichtsteroidale Antiphlogistika wie Acetylsalicylsäure, Ibuprofen, Diclofenac u. a. gehören. Zu dieser Gruppe der Nichtopioidanalgetika sind auch Nefopam und Flupirtin zu rechnen.

Eine Unterscheidung der Analgetika in zentral und peripher wirkende Substanzen (Lim 1970) beruht auf der Vorstellung, daß Analgetika mit antipyretischer Eigenschaft und/ oder nichtsteroidale Antiphlogistika die Erregbarkeit von Nozizeptoren in geschädigtem Gewebe durch eine Hemmung der Prostaglandinsynthese herabsetzen (Vane 1971; Ferreira 1972; Ferreira et al. 1973; Handwerker 1976; Heppelmann et al. 1986). Es ist allerdings bekannt, daß Acetylsalicylsäure und einige Pyrazolonderivate die Prostaglandinsynthese weitaus schlechter als nichtsteroidale Antiphlogistika hemmen und dennoch Analgetika sind, während Antiphlogistika Schmerzen in dem Maße dämpfen, wie sie die schmerzauslösende Entzündung abschwächen. Des weiteren hemmt Paracetamol die Prostaglandinsynthese in peripherem Gewebe nicht in nennenswertem Maße (Flower et al. 1972; Brune et al. 1981). In Untersuchungen an evozierter nozizeptiver Aktivität im Thalamus der Ratte wurde festgestellt, daß diese Aktivität nicht nur durch Morphin in sehr niedrigen Dosen unterdrückt wird und als ein Äquivalent der Schmerzempfindung beim Menschen angesehen werden kann (Carlsson et al. 1988). Auch Paracetamol, Metamizol und das i. v. injizierbare Acetylsalicylsäurederivat Lysinacetylsalicylat schwächten die im Thalamus evozierte nozizeptive Aktivität deutlich ab. Die durch die Analgetika mit antipyretischer Eigenschaft erzeugte Analgesie beruht demnach wie beim Paracetamol ausschließlich oder wie bei den Salicylaten zu einem großen Teil auf einer zentralen Wirkung (siehe auch Yaksh 1982; Devoghel 1983). Darüber hinaus konnte gezeigt werden, daß Indometacin, Ibuprofen und Diclofenac nozizeptive Aktivität im Thalamus durch zentralen Angriff dämpften (Jurna u. Brune 1990). Die Tatsache, daß Analgetika mit antipyretischer Eigenschaft zentral angreifen, erklärt, warum sie auch bei Schmerzen wirken, die nicht von Nozizeptoren ausgehen. Auch die zentrale Wirkung dieser Analgetika beruht wahrscheinlich auf einer Hemmung der Synthese von Prostaglandinen, die die synaptische Überleitung im nozizeptiven System fördern (Yaksh 1982; Taiwo u. Levine 1988).

Eine Unterscheidung der Analgetika in stark und schwach wirkende Substanzen besagt nichts anderes, als daß Paracetamol und Acetylsalicylsäure im allgemeinen nur bei schwachen bis mittelstarken Schmerzen wirksam sind, bei starken und stärksten Schmerzen jedoch versagen, bei denen Morphin und Opioide noch einen Erfolg bringen können. Als Ausnahme von dieser Regel ist anzusehen, daß Acetylsalicylsäure bei den intensiven Schmerzen infolge Weichteil- und Knochenmetastasen und Metamizol dank seiner analgetischen und spasmolytischen Eigenschaft bei den ebenfalls heftigen Kolikschmerzen gut wirken können. Außerdem sind Opioidanalgetika im Milligrammbereich wirksam, während nichtsteroidale Antiphlogistika oder antipyretisch wirkende Analgetika im Grammbereich angewendet werden müssen.

Morphin und die Opioide wirken durch Bindung an Opiatrezeptoren im Bereich verschiedener wichtiger Schaltstellen des nozizeptiven Systems, wo sie die Funktion der körpereigenen, opiatähnlich wirkenden Peptide als inhibitorische Transmitter imitieren (Jurna 1986a, b). Im Rückenmark beispielsweise hemmen sie die synaptische Erregungsüberleitung von den nozizeptiven Afferenzen, worauf die Spinalanalgesie mit Morphin beruht (Jurna 1983). Im periaquäduktalen Grau und den Raphekernen aktivieren Morphin und Opioide Bahnen, die in das Rückenmark absteigen und dort zusätzlich zu der spinalen Wirkung von Morphin und den Opioiden einen hemmenden Einfluß auf die synaptische Erregungsüberleitung von den nozizeptiven Afferenzen ausüben. Außerdem dämpfen Morphin und Opioide im Hirnstamm die schmerzreizbedingte Aktivierung des Atemzentrums und sympathischer Zentren. Im Hypothalamus unterdrücken sie die Streßreaktion und im Thalamus die Schmerzempfindung. Im limbischen System beseitigen sie die schmerzreizbedingte negative Stimmungslage (Jurna 1986a).

Da Morphin und die Opioide bei systemischer Anwendung gleichzeitig auf den verschiedenen Ebenen des nozizeptiven Systems angreifen, addieren sich diese Effekte, und deshalb sind diese Substanzen die potentesten Analgetika, über die wir verfügen. Da Codein und Dextropropoxyphen nur eine geringe Affinität zu den Opiatrezeptoren aufweisen (Pert u. Snyder 1973), sind sie wenig potente Analgetika.

Schmerzdämpfende Nichtanalgetika

An den verschiedenen Schaltstellen des nozizeptiven Systems üben neben körpereigenen, opiatähnlich wirkenden Peptinen auch andere Transmitter eine Hemmfunktion aus. Hierzu gehören Noradrenalin, Dopamin, 5-Hydroxytryptamin und γ-Aminobuttersäure oder GABA. Durch Beeinflussung der Funktion dieser inhibitorischen Transmitter können Substanzen, die eigentlich keine Analgetika sind, schmerzdämpfend wirken (Jurna 1986a).

Antidepressiva verstärken die Hemmwirkung von Noradrenalin und 5-Hydroxytryptamin, indem sie die Inaktivierung dieser Transmitter durch Wiederaufnahme in Neurone verhindern (Møller Nielsen 1980). Antidepressiva entfalten bei chronischen Schmerzen eine analgetische Wirkung, die von der antidepressiven unabhängig ist (Clifford 1985; Feinmann 1985). Dafür spricht u. a. auch, daß die analgetische Wirkung rascher und bei niedrigeren Dosen als die antidepressive Wirkung eintritt.

Auch Neuroleptika können bei chronischen Schmerzen einschließlich Karzinomschmerzen allein oder in Kombination mit Antidepressiva schmerzdämpfend wirken (Kocher 1984, 1988). Neuroleptika interferieren mit der Funktion von Noradrenalin und Dopamin, indem sie deren Rezeptoren blockieren (Jurna 1980). Sie können deshalb als Antagonisten der Antidepressiva angesehen werden, was die Erklärung einer analgetischen Wirkung insbesondere mit Hinblick auf eine Kombination von Neuroleptika und Antidepressiva erschwert. Neuroleptika können die Wirkung von Morphin und Opioiden verstärken (Courvoisier et al. 1953; Sadove at al. 1954; Bach et al. 1985). Bei der sympathischen Reflexdystrophie, wo Noradrenalin und Adrenalin über ektope Bindungsstellen eine Erregung in afferenten Nervenfasern geschädigter Nerven auslösen, können Neuroleptika die Schmerzen möglicherweise durch eine Blockade der Bindungsstellen auf den Nervenfasern unterdrücken, da sie auch α-Adrenozeptorantagonisten sind (Robson et al. 1974).

Tranquillanzien oder Ataraktika vom Typ der Benzodiazepinderivate verstärken die Hemmwirkung von GABA (Crankshaw u. Raper 1970; Schlosser 1971; Polc et al. 1974). Eine analgetische Wirkung dieser Substanzen ist jedoch umstritten. Möglicherweise beruhen Behandlungserfolge mit Benzodiazepinderivaten bei chronischen Schmerzen auf einer Minderung der Erwartungsangst und Verbesserung des Schlafs.

Antiepileptika wie Carbamazepin, Phenytoin und Clonazepam hemmen die synaptische Erregungsüberleitung im sensiblen Trigeminuskern und im Rückenmark und können vor allem einschießende Schmerzen unterdrücken (Jurna 1985). Phenytoin und Carbamazepin unterdrücken eine besondere Form abnorm gesteigerter synaptischer Erregungsüberleitung, die posttetanische Potenzierung, und aktivieren hemmende Einflüsse; Phenytoin stabilisiert zusätzlich Neuronenmembranen gegenüber erregenden Einflüssen (Jones u. Woodbury 1985; Jurna 1985). Das Benzodiazepinderivat Clonazepam steigert Hemmungen, die durch GABA vermittelt werden, jedoch kann das nicht der alleinige schmerzdämpfende Mechanismus sein, denn sonst müßte auch Diazepam bei neuralgischen Schmerzen gut wirken. Valproinsäure soll bei einschießenden Schmerzen weniger zuverlässig sein. Seine Wirkung beruht wahrscheinlich auch auf einer Steigerung der Hemmfunktion von GABA. Diese Antiepileptika sind besonders bei neuralgischen Schmerzen einschießenden Charakters wirksam (Swerdlow 1984).

Eine besondere Stellung scheint der α_2-Adrenozeptorantagonist Clonidin einzunehmen. Clonidin dämpft im Tierversuch nach intrathekaler Injektion nicht nur Fluchtreflexe, sondern auch nozizeptive Aktivität in aszendierenden Axonen des Rückenmarks und verstärkt die dämpfende Wirkung von intrathekal injiziertem Morphin um das 9fache (Wilcox et al. 1987). Diese Morphinpotenzierung erwies sich in einem Fall als günstig, als bei einem Patienten mit Karzinomschmerz nach längerer intrathekaler Anwendung Morphin seine analgetische Wirkung verloren hatte und sie für drei Monate durch eine kombinierte intrathekale Injektion mit Clonidin wiedererlangte (Van Essen et al. 1988). Clonidin steigerte auch die analgetische Wirkung epidural injizierten Morphins bei postoperativen Schmerzen (Motsch et al. 1990).

Analgetische Stufenpläne

In den verschiedenen Stufenplänen zur Therapie von Tumorschmerzen, einschließlich dem der Weltgesundheitsorganisation (1986), wird empfohlen, die Therapie mit einem Nichtopioidanalgetikum zu beginnen, dann auf eine schwaches Opiat oder Opioid überzugehen und schließlich Morphin oder ein starkes Opioid anzuwenden. Es ist allerdings zweifelhaft, ob die Potenz von Codein oder Propoxyphen als schwachen Opiaten oder Opioiden größer als die der Acetylsalicylsäure ist. Dihydrocodein nimmt eine Stellung zwischen den schwachen und den starken Analgetika ein (Jurna 1989). Zusätzlich werden Adjuvanzien empfohlen, d. h. Antidepressiva, Neuroleptika, Ataraktika und Antiepileptika. Eine Kombination zweier Analgetika, beispielsweise von Morphin und Acetylsalicylsäure, kann u. U. mehr bringen als eine Komponente allein. In eigenen Untersuchungen im Tierexperiment wurde jedoch festgestellt, daß nicht jede Substanzkombination günstig ist, denn es kann bei bestimmten Kombinationen wie der von Morphin mit Desipramin auch zu einer Abschwächung oder Aufhebung der analgetischen Wirkung beider Komponenten kommen. Hier sind weitere experimentelle und klinische Untersuchungen unbedingt erforderlich.

Stufenpläne sollten nur als Vorschläge, nicht als strikt zu befolgende Richtlinien aufgefaßt werden. Wichtiger ist die eingangs erwähnte Maxime, wonach die Ursachen die Wahl der Mittel zur Schmerzbehandlung bestimmen müssen.

Literatur

Bach V, Carl P, Ravlo O, Crawford M, Kruse L (1985) Extradural droperidol potentiates extradural opioids. Br J Anaesthesiol 57: 238

Brune K, Rainsford KD, Wagner K, Peskar BY (1981) Inhibition by antiinflammatory drugs of prostaglandin production in cultured macrophages. Naunyn-Schmiedebergs Arch Pharmacol 315:269–276

Carlsson K-H, Monzel W, Jurna I (1988) Depression by morphine and the non-opioid analgesic agents, metamizol (dipyrone), lysine acetylsalicylate and paracetamol of activity in rat thalamus neurones evoked by electrical stimulation of nociceptive afferents. Pain 32:313–326

Chen ACN, Chapman CR (1980) Aspirin analgesia evaluated by event-related potentials in man: possible central action in brain. Exp Brain Res 39:359–364

Clifford DB (1985) Treatment of pain with antidepressants. Am Fam Physician 31:181–185

Courvoisier S, Fournel J, Ducrot R, Kolsky M, Koetschet P (1953) Propriétés pharmacodynamiques du chlorhydrate de chloro-3 (diméthylamino-3' propyl)-10 phénothiazine (4.560 R.P.). Arch Int Pharmacodyn Ther 92:305–361

Crankshaw DP, Raper C (1970) Mephenesin, methocarbamol, chlordiazepoxide and diazepam: actions of spinal reflexes and ventral root potentials. Br J Pharmacol 38:148–156

Devoghel JC (1983) Small intrathecal doses of lysine-acetylsalicylate relieve intractable pain in man. J Int Med Res 11:90–91

Dubas TC, Parker JM (1971) A central component in the analgesic action of sodium salicylate. Arch Int Pharmacodyn Ther 194:117–122

Feinmann C (1985) Pain relief by antidepressants: possible modes of action. Pain 23:1–8

Ferreira SH (1972) Prostaglandins, aspirin-like drugs and analgesia. Nature (New Biol) 240:200–203

Ferreira SH, Vane JR (1974) New aspects of the mode of action of nonsteroid anti-inflammatory drugs. Ann Rev Pharmacol 14:57–73

Ferreira SH, Moncada S, Vane JR (1973) Prostaglandins and the mechanism of analgesia produced by aspirin-like drugs. Br J Pharmacol 49:86–97

Flower RJ, Gryglewski RJ, Herbaczynska-Cedro K, Vane JR (1972) Effects of anti-inflammatory on prostaglandin biosynthesis. Nature (New Biol) 238:104–106

Handwerker HO (1976) Influences of algogenic substances and prostaglandins on the discharges of myelinated cutaneous nerve fibres identified as nociceptors. In: Bonica JJ, Albe-Fessard D (eds) Advances in pain research and therapy, vol 1. Raven, New York, pp 41–45

Heppelmann B, Pfeffer A, Schaible H-G, Schmidt RF (1986) Effects of acetylsalicylic acid and indomethacin on single group III and IV sensory units from acutely inflamed joints. Pain 26:337–351

Jänig W (1985) Causalgia and reflex sympathetic dystrophy: in which way is the sympathic nervous system involved? Trends Neurosci 8:471–477

Jones GL, Woodbury DM (1985) Biochemistry. In: Frey H-H, Janz D (eds) Antiepileptic drugs. Springer, Berlin Heidelberg New York Tokyo (Handbook of experimental pharmacology, vol 74, pp 245–263)

Jurna I (1980) Neurophysiologic properties of neuroleptic agents in animals. In: Hoffmeister F, Stille G (eds) Psychotropic agents Part I. Springer, Berlin Heidelberg New York Tokyo (Handbook of experimental pharmacology, vol 55/I, pp 111–175)

Jurna I (1983) Die pharmakologischen Grundlagen der Spinalanalgesie mit Morphin. Anästhesiol Intensivmed 24:381–383

Jurna I (1985) Electrophysiological effects of antiepileptic drugs. In: Frey H-H, Janz D (eds) Antiepileptic drugs. Springer, Berlin Heidelberg New York Tokyo (Handbook of experimental pharmacology, vol 74, pp 611–658)

Jurna I (1986a) Grundlagen der Schmerztherapie mit Analgetika und Nicht-Analgetika. In: Doenicke A (Hrsg) Schmerz – eine interdisziplinäre Herausforderung. Springer, Berlin Heidelberg New York Tokyo, S 17–31

Jurna I (1986b) Physiologische und pharmakologische Grundlagen des Schmerzes und seiner Therapie. In: Hutschenreuter K (Hrsg) Der Schmerz und seine Behandlung. pmi, Frankfurt, S 7–15

Jurna I (1989) Pharmakologie des Dihydrocodeins. In: Dethlefsen U (Hrsg) Chronischer Schmerz – Therapiekonzepte. Springer, Berlin Heidelberg New York Tokyo, S 71–75

Jurna I, Brune K (1990) Central effect of the non-steroid anti-inflammatory agents, indometacin, ibuprofen, and diclofenac, determined in C fibre-evoked activity in single neurones of the rat thalamus. Pain 41:71–80

Kocher R (1984) The use of psychotropic drugs in the treatment of cancer pain. Recent Results in Cancer Res. 89:118–126

Kocher R (1988) Psychopharmaka in der Schmerzbehandlung. Rheuma – Schmerz Entzündung 8:61–66

Lim RKS (1970) Pain. Ann Rev Pharmacol 32:269–288

Motsch J, Gräber E, Ludwig K (1990) Addition of clonidine enhances postoperative analgesia from epidural morphine: a double-blind study. Anesthesiology 73:1067–1073

Møller Nielsen I (1980) Tricyclic antidepressants: general pharmacology. In: Hoffmeister F, Stille G (Hrsg) Psychotropic agents Part I. Springer, Berlin Heidelberg New York Tokyo (Handbook of experimental pharmacology, vol 55/I, pp 399–414)

Pert CB, Snyder SH (1973) Properties of opiate receptor binding in rat brain. Proc Natl Acad Sci USA 70:2243–2247

Polc P, Möhler H, Haefely W (1974) The effect of diazepam on spinal cord activities: possible sites and mechanism of action. Naunyn-Schmiedebergs Arch Pharmacol 284:319–337

Robson, RD, Antonaccio MJ, Fehn PA (1974) Cardiovascular pharmacology of neuroleptics. In: Fielding, S, Lal H (eds) Neuroleptics. Futura, New York, pp 173–201

Sadove MS, Levin MJ, Rose FR, Schwartz L, Witt FW (1954) Chlorpromazine and narcotics in the management of pain in malignant lesions. JAMA 155:626–628

Schlosser W (1971) Action of diazepam on the spinal cord. Arch Int Pharmacodyn Ther 194:93–102

Shyu KW, Lin MT (1985) Hypothalamic monoaminergic mechanisms of aspirin-induced analgesia in monkeys. J Neural Transm 62:285–293

Swerdlow M (1984) Anticonvulsant drugs and chronic pain. Clin Neuropharmacol 7:51–82

Taiwo YO, Levine JD (1988) Prostaglandins inhibit endogenous pain control mechanisms by blocking transmission at spinal noradrenergic synapses. J Neurosci 8:1346–1349

Tasker RR (1984) Deafferentation. In: Wall PD, Melzack R (eds) Textbook of pain. Churchill Livingstone, Edinburgh, pp 119–132

Van Essen EJ, Bovill JG, Ploeger EJ, Beerman H (1988) Intrathecal morphine and clonidine for control of intractable cancer pain. A case report. Acta Anaesthesiol Belg 39:109–112

Vane JR (1971) Inhibition of prostaglandin synthesis as a mechanism of action for aspirin-like drugs. Nature (New Biol) 231:232–235

Wall PD (1981) On the origin of pain associated with amputation. In: Siegfried J, Zimmermann M (eds) Phantom and stump pain. Springer, Berlin Heidelberg New York Tokyo, pp 2–14

Walsh TD (1983) Antidepressants in chronic pain. Clin Neuropharmacol 6:271–295

Weltgesundheitsorganisation (1986) Cancer pain relief. WHO, Genf

Wilcox GL, Carlsson K-H, Jochim A, Jurna I (1987) Mutual potentiation of antinociceptive effects of morphine and clonidine on motor and sensory responses in the rat spinal cord. Brain Res 405:84–93

Wörz R (1986a) Medikamentöse Schmerztherapie auf neurologischem und psychiatrischem Gebiet. In: Wörz R (Hrsg) Pharmakotherapie bei Schmerz. VCH, Weinheim, S 239–271

Wörz R (1986b) Karzinomschmerztherapie mit Arzneimitteln. In: Wörz R (Hrsg) Pharmakotherapie bei Schmerz. VCH, Weinheim, S 273–290

Yaksh TL (1982) Central and peripheral mechanisms for the antialgesic action of acetylsalicylic acid. In: Barnett HJM, Hirsh J, Mustard JF (eds) Acetylsalicylic acid: new aspects for an old drug. Raven, New York, pp 137–151

Yezierski RP, Wilcox TK, Willis WD (1983) Effects of zomepirac sodium on primate spinothalamic tract cells. In: Bonica JJ, Liebeskind JC, Albe-Fessard D (ed) Advances in pain research and therapy, vol 5. Raven, New York, pp 635–641

Zimmermann M (1984) Physiologie von Nozizeption und Schmerz. In: Zimmermann M, Handwerker HO (Hrsg) Schmerz. Konzepte und ärztliches Handeln. Springer, Berlin Heidelberg New York Tokyo, S 1–43

Diagnostische Maßnahmen zur Erkennung der Schmerzursache

W. J. Bock

Wir sprechen in den letzten Jahren sehr gern und oft über ein neues Krankheitsbild, nämlich die „Schmerzkrankheit". Es mag bequem sein, alle Schmerzzustände, die man primär nicht erklären kann oder als chronischen Schmerzzustand einordnet, unter diesem neuen Krankheitsbegriff zu subsumieren. Unsere edelste ärztliche Aufgabe ist es aber, dem Symptom „Schmerz" nachzugehen, um die Ursache aufzudecken. Hierbei wird man rasch auf Schwierigkeiten stoßen, die richtige Charakterisierung und Einteilung zu finden. Man kann versuchen, den Schmerz nach Qualität, nach Dauer, nach Lokalisation und Intensität oder nach der Ausstrahlung zu differenzieren. Man muß sich fragen, welche körperlichen Veränderungen zum Symptom „Schmerz" geführt haben. Otfrid Foerster, der Altmeister der Neurologie, bezeichnete den Schmerz als ein psychisches Erlebnis, das den Gefühlen oder Affekten zuzuordnen sei, jedoch mit der Einschränkung, daß bei den meisten Schmerzreizen, die unseren Körper treffen, ein reines Schmerzgefühl in der Regel nicht für sich allein erscheint, sondern mit Empfindungen gepaart und untermischt ist. Die Internationale Gesellschaft zum Studium des Schmerzes hat dementsprechend die folgende Definition verabschiedet: „Schmerz ist ein unangenehmes Sinnes- und Gefühlserleben, das mit aktueller und potentieller Gewebsschädigung verknüpft ist oder mit Begriffen einer solchen Schädigung beschrieben wird." Melzack und Torgerson veröffentlichten 1971 eine Unterscheidung über das sprachliche Verhalten von Patienten im Umgang mit dem Schmerz, wobei sie 102 verschiedene Ausdrücke gesammelt haben. So wird unterschieden zwischen dem germanischen Ursprung des Wortes „Schmerz" als *scharfer, beißender Wundschmerz*, abgeleitet hiervon das englische „smart", u. a. mit *scharf, hart, gerissen, flink* zu übersetzten, während im Griechischen „smerdnos" *gräßlich, furchtbar,* (eigentl. *auftreibend*) bedeutet. Im germanischen Sprachraum kennen wir neben dem Ausdruck „Schmerz" auch noch die Begriffe „Pein", „Leid" und „Weh", denen im neuhochdeutschen Sinnverständnis das seelische Leid entspricht. Körperlicher Schmerz und seelisches Leid sind also bereits sprachlich bis in früheste Ausdrucksmöglichkeiten zurückzuverfolgen, und ihre Wechselwirkungen: körperlicher Schmerz bedingt Kummer, seelisches Leid erzeugt Funktionsstörungen, weisen objektiv Faßbares und subjektiv Empfundenes aus. Der Schmerz ist damit untrennbar mit dem Leben verbunden.

Du Trel vertritt die Auffassung, daß es sich hierbei um ein Urphänomen handele, das den Menschen in seiner psychischen und physischen Substanz erfaßt und als entsprechende Bedrohung der Existenz begegnet, was ihn immer wieder aufs neue ganz persönlich in Frage stellt.

Der Internist Gross hat die ersten spontanen Aussagen des Patienten auf die Frage „Wo tut es weh, wie tut es weh?" als roten Faden im Labyrinth des Schmerzes bezeichnet. Die Art der Aussage, die Präzision, mit der der Patient diese Fragen beantwortet, sind aufschlußreicher als Fragebogen und Meßmethoden, die häufig mangelnde ärztliche Erfahrung geschickt kaschieren und Wissenschaftlichkeit in der Behandlung vortäuschen. Selten ist eine Anamneseerhebung so wichtig wie bei der Aufspürung der Schmerzursache. In der sorgfältig aufgenommenen Anamnese liegt der Schlüssel zur Klärung, nicht in der Anwendung doppelt und dreifach durchgeführter technischer Untersuchungen. Ich betone das deshalb in dieser Form, da der Trend zum schnellen Computertomogramm oder Kernspintomogramm oft größer ist als die Bereitschaft, sich mit einem schmerzgeplagten Patienten im Gespräch zu beschäftigen. Wen wundert es dann, daß sich der Stand der Heilpraktiker so großer Erfolge rühmen darf. Es gilt, im Gespräch Konflikte im psychischen und somatischen Bereich aufzuspüren, es gilt aber auch, die vegetativen Funktionen nicht zu vergessen, die unweigerlich eine Beeinflussung durch den Schmerz erfahren.

Selbstverständlich sollte auch die eingehende, fachübergreifende körperliche Untersuchung des Patienten sein. Es reicht nicht aus, nur einen internistischen Befund zu erheben oder nur einen neurologischen. Ebenso wäre es falsch, sich nur auf das vom Patienten angegebene Organ zu beziehen. – Es kann sich damit nur um eine allgemeine interdiziplinäre Befunderhebung handeln, der eine monodisziplinäre, weitergehende Befunderhebung folgt. Hierbei haben die technischen Untersuchungen ihren Platz und müssen voll ausgeschöpft werden. Im nächsten Schritt hat wiederum das „Konsilium", wie es Bonica bezeichnete, deren Auswertung vorzunehmen und die Festlegung des dritten Schrittes, nämlich der Therapie, zu bestimmen. Auch diese kann nur interdisziplinär erfolgen.

Bei der Komplexität von Schmerzdiagnostik und Therapie wird nur dieses interdisziplinäre Konzept zum Erfolg führen, ohne daß dabei eine einzelne Disziplin herausgehoben werden kann.

Schon bei der ersten Untersuchung sollte man eine Schmerzschwelle herausfinden, die sowohl in gesunden Arealen wie in betroffenen Organbezirken, z. B. im Rechts-links-Vergleich, erhoben werden kann. – Trotzdem bleibt nach wie vor eine objektive Erfassung oder Messung des Schmerzes ungelöst. Schon 1959 beschrieb Deecher eine bestimmte Skalierungstechnik. 1971 beschrieben Melzack und Torgerson einen Schmerzfragebogen nach McGill. Da es sich beim Schmerzgeschehen um ein multifaktorielles Prinzip handelt, benötigt man auch ein multifaktorielles Konzept zu seiner Erfassung. Dieses kann sich nicht in physiologischen Methoden erschöpfen. Hier sind auch psychologische Testverfahren anzuwenden. Einen interessanten Versuch hat die Arbeitsgruppe um Klement in Erlangen anhand eines physiologischen Modells durchgeführt. Hierbei wurden 11 gesunde Probanden 11 Patienten mit mehrjährigen chronischen

Schmerzsyndromen gegenübergestellt, wobei sich beide Gruppen in Alters- und Geschlechtsverteilung entsprachen. Neben der subjektiven Befindlichkeit, einschließlich vegetativer Funktionen, wurde die Schmerzschwelle mittels Rechteckimpulsen bestimmt. Darüber hinaus erfolgten Elektroenzephalographieverarbeitung und die Aufzeichnung der evozierten Potentiale. Die subjektive Bewertung der Reizintensität durch den Patienten wurde zusätzlich erfaßt. Sie stellten fest, daß die Verarbeitung des Schmerzes sowie die körperlichen Reaktionen abhängig von der psychischen Ausgangslage war. Die effektivste Aussage wurde bei der Messung des Blutdrucks am Amplitudenquotienten gesehen. – Interessant ist die subjektive Bewertung. Es wurde eine zweite Serie an Reizen gestartet. Es erfolgte durch die gesunden Probanden eine Abschwächung, d. h. eine Heraufsetzung der Schmerzschwelle, während die Patienten mit chronischen Schmerzzuständen eine Herabsetzung der Schmerzschwelle angaben. Trotz solcher objektiver Erfassungsversuche sind wir auch weiterhin auf unsere ärztliche Erfahrung angewiesen.

Schon die Anamnese wird zeigen, um welchen Schmerz es sich handelt. Der akut aufgetretene Schmerz wird in der Regel immer eine organische Ursache haben. Er ist mit dem psychischen Phänomen „Angst" gekoppelt. Der Patient kommt relativ schnell zum Arzt. Meist läßt sich die Ursache im organischen Bereich finden und die entsprechende gezielte Therapie einleiten.

Der chronische Schmerz dagegen beginnt nicht so ausgeprägt. Er findet sich in den vielfältigsten Formen wieder, z. B. im Zervikalsyndrom, in der Lumbalgie, in der Ischialgie, in den verschiedenen Neuralgien, im posthermetischen Schmerz oder auch im Krebsschmerz. Auch hier finden wir primär eine organische Ursache, auf die sich die allmählich eintretenden psychischen Reaktionen aufpropfen. Oft führt die kausale Therapie nicht zum Erfolg. Eine Schmerzfreiheit wird nicht erreicht. Diese Situation führt zum sog. inkurablen Schmerz, der seinen Sinn, ein gewisses Leitsymptom für die Krankheit zu sein, verloren hat (wie es Tolksdorf einmal beschrieb).

Greift man aus der Gruppe der Patienten mit inkurablen Schmerzen die (uns am meisten beschäftigenden) mit Krebsleiden heraus, so muß wiederum analysiert werden: Sind die Schmerzen durch Krebs verursacht, z. B. durch Infiltration anderer Gewebe, durch Nervenkompression, z. B. im kleinen Becken, durch erhöhten intrakraniellen Druck, durch Metastasen oder durch Ulzeration des Gewebes? Schmerzen, die Bezug zum Krebs haben, können von verschiedener Art sein. So kann eine tiefe Venenthrombose durch Abflußstörungen mit erheblichen Schmerzen verbunden sein, ebenso ein krebsbedingter Dekubitus. Solche Beispiele ließen sich in großer Zahl nennen.

Therapieverursachte Schmerzen sind uns hauptsächlich nach Bestrahlungen bekannt oder auch als Phantomschmerzen nach Amputationen, zu nennen sind ferner Schmerzzustände nach Chemotherapie oder postoperative Neuralgien. Natürlich sollte man auch an Schmerzzustände, die keinerlei Beziehung zum Krankheitsgeschehen haben, denken. Auch ein Patient, der ein Krebsleiden hat, kann eine Migräne haben oder einmal unspezifische Kopfschmerzen. Auch er kann eine Arthritis bekommen. Eine interessante Untersuchung haben Bond und Bond und Pearson 1971 veröffentlicht. Sie untersuchten 3 Gruppen von Krebspatienten, einmal die ohne Schmerzen, dann die mit Schmerzen ohne Analgetikatherapie und Patienten mit Schmerz und Analgetikagabe. Die Gruppe ohne Schmerzen wies eine niedrigere Neurotizismusschwelle auf, war emotionell weniger gestört und weniger hypochondrisch, während die Patienten mit Schmerzen ohne und mit Analgetika sich nur in ihrer Extraversion unterschieden. Patienten, die keine Analgetika nahmen, hatten einen niedrigen Extraversionsscore. Die Schlußfolgerung hieraus ist, daß Krebspatienten mit Schmerzen sich von denen ohne Schmerzen dahingehend unterscheiden, daß sie neurotischer, emotional gestörter und hypochondrischer sind. – Ob eine Analgetikumverabreichung erfolgt oder nicht, liegt in der Bereitschaft der Patienten, sich zum Leiden zu äußern. So betont Wörtz, daß die Intensität am häufigsten durch die verbale Schilderung angegeben wird. Er betont, daß in alter ärztlicher Tradition eine Einteilung in die Stufen: schmerzfrei, leichter, mittlerer, starker und erträglicher Schmerz erfolgt. Ergänzt wird diese Einteilung durch 10–20 cm lange Linien, in der von den Extrempunkten 0–100 die subjektive Empfindung durch den Patienten festgehalten wird, die sog. visuelle Analogskala. Hierzu betonte Charpentier 1972 jedoch die erheblichen individuellen Unterschiede, wobei auch die Tagesschwankungen zu berücksichtigen sind. So ist bei Gesunden wie bei Kranken die Schmerzschwelle gegen Abend niedriger, morgens am höchsten, wie Procacci zeigte. Eine interessante tageszeitliche Untersuchung der Schmerzintensität wurde von Glynn und Lloyd 1976 publiziert. Die auf der Analogskala angegebene Schmerzintensität war in den Abendstunden stets höher, bei Ablenkung durch äußere Einflüsse bei der Arbeit z. B. jedoch erheblich niedriger als zu Hause.

Neben den tageszeitlichen Schwankungen der Schmerzwahrnehmung kommt der Schmerzform eine entscheidende diagnostische Bedeutung zu. Wir unterscheiden einen *lokalisatorischen Schmerz,* gekennzeichnet durch die Übereinstimmung von Irritationsort und Krankheitsherd, und einem *Projektionsschmerz*, wenn der Schmerz im entsprechenden Versorgungsgebiet wahrgenommen wird. So schreibt Janzen, daß durch die Verfolgung der Bahn, auf welche der Schmerz projiziert wird, die direkte und sichere Leitschiene zum Ort der Irritation führt. Eine sichere Abgrenzung der von Brügger primär abgegrenzten radikulären und pseudoradikulären Syndrome muß in Frage gestellt werden, wie auch die Auflistung der radikulären Syndrome nach Gerstenbrand, Tilscher und Berger.

Beim Übertragungsschmerz sind Irritationsort und Wahrnehmungsort verschieden. So kann der Schmerz von inneren Organen ausgehen oder aber auch vom peripheren Bewegungsapparat. Beim Übertragungsschmerz ist der brennende Charakter in den betreffenden Dermatomen gekennzeichnet. Vegetative Störungen sind festzustellen.

Im peripheren Bewegungsorgan dagegen sind die vegetativen Zeichen nur selten vorhanden. Bei der Kausalgie dagegen steht der vegetative Schmerz bis zu trophischen Veränderungen hin weit im Vordergrund, z.B. bei traumatischen Nervenläsionen. Die Schmerzschwelle ist deutlich erniedrigt. Kommt es jedoch zur Hyperpathie, wie sie von Foerster schon 1927 beschrieben wurde, ist die Schmerzschwelle eher erhöht. Nach Überschreiten kommt es zu einem explosionsartigen, unangenehmen Schmerzgefühl. Sogenannte zentrale Schmerzen finden sich bei Afferenzierungen, wie z.B. nach Wurzelausriß oder Amputationen.

Unter den zentralen Schmerz muß auch der thalamische Schmerz eingereiht werden. Hierbei handelt es sich um Mißempfindungen, oft unspezifisch, mit Anästhesien und Hemianalgesien einhergehend. Der Schmerz ist oft von brennendem Charakter und schwer abgrenzbar von depressiven und psychogenen Schmerzzuständen.

Für eine sachgerechte Schmerztherapie ist die Schmerzanalyse und damit die genaue Kenntnis der einzelnen Krankheitsbilder Voraussetzung. Ohne sie ist eine diagnostische Zuordnung des Schmerzes nicht möglich. Bei der Exploration ist der Patient in der Regel in der Lage, eine lokalisatorische Zuordnung anzugeben. Man könnte sich deshalb, wie es Druschky und Mitarbeiter getan haben, eine lokalisatorische Schmerzdiagnostik vorstellen, unterteilt in Kopfschmerzsyndrome, Brustschmerzen, Schmerzen im Bereich des Abdomens und Schmerzen am Rumpf und an den Extremitäten. Auf die nähere Untergliederung, z.B. der Kopfschmerzsyndrome, möchte ich nicht näher eingehen. Hierüber ist eine große Literatur vorhanden, auf die verwiesen werden kann.

Faßt man die wesentlichen Merkmale der Diagnostik zusammen, so steht an erster Stelle die ausführliche und genaue

Anamnese, an zweiter Stelle die Analyse der Schmerzform und an dritter Stelle die Schmerzlokalisation. Erst nach sauberer interdisziplinärer Diagnosestellung erfolgt, wiederum interdisziplinär, die Festlegung der Therapie.

Alle sich ernsthaft mit der Schmerztherapie beschäftigenden Gruppen sind sich darin einig, daß dieser Prozeß gemeinsam erfolgen muß. Die Durchführung einer Schmerzambulanz z. B. nur durch den Arzt einer Spezialdisziplin (unter nur gelegentlicher Hinzuziehung anderer Fachgebiete) hat in der Vergangenheit zu schweren Fehlbehandlungen geführt. –

Wie weiter oben schon ausgeführt wurde, läßt sich der Schmerz als ein komplexes körperliches und seelisches Phänomen von existentieller Bedeutung auffassen. Abschließend in diesem Zusammenhang noch folgende Bemerkungen: Im Jahre 1937 schreibt Ferndinand Sauerbruch mit Hans Wenke in dem Büchlein „Wesen und Bedeutung des Schmerzes": „Der Arzt hat seine Erfahrungen am Krankenbett zur Grundlage eines Verständnisses gemacht, der Philosoph stellte dagegen die vielfachen seelischen Vorgänge in den Vordergrund, die zum Schmerzerlebnis Beziehung haben. Beide aber überzeugen sich, daß erst aus der Verbindung und Ergänzung ihrer eigenen Erlebnisse ein klares einheitliches Bild erwuchs. In der Tat gehören beide Betrachtungsweisen zusammen, denn der Schmerz ist eine universale Erscheinung im Leben der Persönlichkeit. Als körperliche Empfindung ist er gleichwohl nicht auf den Bereich des Physischen eingeschränkt, sondern wirkt sich in allen Schichten der Seele und des Geistes aus. Eine Untersuchung, die lediglich die physiologischen Vorgänge für bedeutsam hält, verfehlt ihr Ziel ebensosehr wie jene zahlreichen Schmerzdeutungen philosophischer Art, die die physischen Grundlagen des Schmerzerlebnisses außer acht lassen." –

Der Pädagoge Schmidt hat einmal den Satz geprägt: „Der moderne Mensch ist unfähig, Schmerz zu ertragen." Er kennzeichnete hiermit die Änderung des Menschen in seiner Einstellung gegenüber dem Phänomen Schmerz. Er führt weiter aus: „Diese Zeiterscheinung hat ihre Wurzeln in den verschiedensten Entwicklungen unseres modernen Lebens: geistige Orientierungslosigkeit, Leistungsdruck, menschliche Isolierung und Verlust des Glaubens gehören ebenso dazu wie die freie Verfügbarkeit über schmerzstillende Mittel, ein unbegrenztes Vertrauen in die technische Lösbarkeit aller Probleme und nicht zuletzt auch der gesellschaftliche Anspruch auf ein sorgenfreies Leben." – So überdeckt der Mensch Schmerz, Leid, Alter und Tod.

Man muß dementsprechend fragen, ob mit dem Verlust der Leidensfähigkeit und damit, Schmerz ertragen zu können, auch eine Persönlichkeitsveränderung des Menschen verbunden ist. Wir sind nicht mehr bereit, den Schmerz zu ertragen, sondern wissen, wie wir ihn umgehen können. Schmidt führt deshalb weiter aus: „Wer dem Menschen den Schmerz um jeden Preis nimmt, nimmt ihm auch die Möglichkeit, durch diese Erfahrung menschlichen Seins zu wachsen und unter Umständen zu genesen, denn die Kraft, die der Mensch gegen den Schmerz trotz der Schmerzen mobilisiert, sind die bewahrenden, die erhaltenden und sinntragenden Kräfte."

Ähnlich urteilt Alexander Mitscherlich in seiner Abhandlung „Der Schmerz als Symbol". Er schreibt: „In dieser Sicht ist der Schmerz nur insofern ein Problem, als er Aufgaben seiner Bewältigung stellt. In dem Ausmaß, in dem lokale und zentrale Schmerzbeseitigung oder Dämpfung gelingt, ändert sich die Haltung des Schmerzkranken. Er sieht keine überzeugte Notwendigkeit mehr, sich Schmerzen zu stellen. Der Schmerz erhält die Qualität einer bloßen Störung. Schmerzfreiheit gilt als berechtigte Lebenserwartung."

Mitscherlich verlangt vom Arzt einen Standort, den er in 3 Punkten zusammenfaßt:

1. Hauptaufgabe des Arztes ist es, den Schmerzkranken Hilfe zu gewähren.
2. Ärztliche Aufgabe ist es, den Patienten zur Schmerzbewältigung zu aktivieren, und
3. ist der Schmerz ein Ereignis, das auf die Gesamtheit dieser betroffenen Person zu beziehen ist.

In diesem Sinne sollte stets Schmerzdiagnostik und -therapie betrieben werden.

Literatur

Beecher KH (1963) Anästhesiologie, Das medizinische Prisma, Vol. 14
Bock WJ (1981) Schmerztherapie durch neurochirurgische Maßnahmen. Neurochirurgia 2:701–703
Ebbecke U (1948) Chordotomie und Leukotomie. Dtsch Med Wochenschr 73:391–394
Eriksson, MBE, Sjölund BH (1979) Transkutane Nervenstimulierung für Schmerzlinderung. Verlag für Medizin, Heidelberg
Grote W, Roosen K, Bock WJ (1978) High cervical percutaneous cordotomy in intractable pain. Neurochirurgia 21:209–212
Jaspers K (1973) Allgemeine Psychopathologie, 9. Aufl. Springer, Berlin Heidelberg New York
Jimenez-Saenz MA, Kreuscher H (1985) Schmerzklinik (Anästesiologie und Intensivmedizin, Vol. 171) Springer, Berlin Heidelberg New York Tokyo
Klaschik E, Ott G (1983) Schmerzbekämpfung als palliative Maßnahme. In: Zielinski HR (Hrsg) Prüfsteine medizinischer Ethik IV. Grevenbroich
Schürmann K, Voth D (1977) Neurochirurgische Behandlung chronischer Schmerzzustände. In: Frey R, Gerbershagen HU (Hrsg) Schmerz und Schmerzbehandlung heute. Fischer, Stuttgart New York
Roosen C (1982) Chordotomie bei therapieresistenten Schmerzen. In: Grote W (Hrsg) Konservative und operative Therapie des Schmerzes. Sharp & Dohme, München
Stransky E (1953) Psychologie und Psychotherapie des Schmerzes. Arch Psychiatr Nervenkrankh 190:49–79

Schmerztherapie bei Kindern

H. Jürgens, D. Schwamborn und U. Göbel

Bösartige Erkrankungen bei Kindern sind selten, betreffen dennoch ca. 1500 Kinder pro Jahr in der Bundesrepublik neu und stellen nach Unfällen die häufigste Todesursache jenseits des ersten Lebensjahres dar. Im Gegensatz zu der Prädominanz von Karzinomen bei Erwachsenen stehen bei Kindern maligne Systemerkrankungen und Sarkome ganz im Vordergrund. Etwa 35% der 1500 neuerkrankten Kinder haben Leukämien, fast ausschließlich akute: 80% akute lymphatische, 20% akute myeloische (ganz vereinzelt chronisch-myeloische Erkrankungen). Es folgen Hirntumoren, die typischerweise in der hinteren Schädelgrube angesiedelt sind, im Säuglingsalter treten Retinoblastome auf. Nach den Lymphomen, zumeist Non-Hodgkin- und weniger Hodgkin-Lymphome, folgen dann in abnehmender Häufigkeit von 7–3% Neuroblastome, Wilms-Tumoren, Weichteilsarkome, Knochentumoren (fast ausschließlich Osteosarkome oder Ewing-Sarkome), Keimzelltumoren und wenige sonstige Malignome.

Durch Einsatz multidisziplinärer Therapiekonzepte und vor allem wegen der Sensibilität der meisten kindlichen Malignome gegenüber den gebräuchlichen Zytostatika sind die Heilungsraten in den vergangenen Jahren beachtlich angestiegen und liegen je nach Diagnose heute zwischen 50 und 90%, so daß etwa 2 Drittel, d. h. 1000 der 1500 jährlich neuerkrankten Kinder, von ihrer Krebserkrankung geheilt werden können. An diesen Kindern geht die oft von intolerablen Schmerzen begleitete terminale Phase der Krebserkrankung vorüber.

Nicht zu vergessen ist jedoch, daß auch initiale Schmerzen Begleitsymptom eines großen Teils der kindlichen Tumoren sind und allgemein mit Krebs assoziiert werden. Nach einer

Zusammenstellung von Massimo et al. aus dem Jahre 1984 ist zum Zeitpunkt der Erstdiagnose bei etwa 60% aller kindlichen Neoplasien mit behandlungsbedürftigen Schmerzen zu rechnen. Im Rezidiv liegt dieser Anteil gar bei 89% und erreicht ein ähnliches Ausmaß wie im Finalstadium einer Krebserkrankung.

Im einzelnen ist Schmerz als erstes Symptom besonders häufig anzutreffen bei Knochentumoren durch das das Periost vorwölbende und dehnende Tumorgewebe. Hirntumoren sind in der gleichen Größenordnung von etwa 80% mit hirndruckbedingten Schmerzen assoziiert. Diese sind charakteristisches Frühsymptom der Erkrankung. Non-Hodgkin-Lymphome und Leukämien verursachen ebenfalls Schmerzen, zumeist diffuse Knochenschmerzen, bedingt durch subperiostale Infiltrate. Rhabdomyosarkome können je nach Sitz Nerven infiltrieren, zu Projektionsschmerzen und viszeralen Schmerzen oder, paravertebral lokalisiert, zu radikulären Symptomen führen. Neuroblastome verursachen ebenfalls einen Kompressionsschmerz oder führen charakteristischerweise sehr früh im Verlauf zu schmerzenden Knochenmetastasen. Wilms-Tumoren können durch Dehnung der Nierenkapsel diffuse abdominelle Beschwerden machen oder aber nach regionaler Ausbreitung zu radikulären Symptomen führen.

Außer diesen primären tumorbedingten Schmerzen gibt es solche, die im Rahmen der Behandlung durch diagnostische und therapeutische Eingriffe entstehen, z. B. durch Venen-, Lumbal- und Knochenmarkspunktionen. Zu nennen sind ferner durch Chemotherapie verursachte Schleimhautläsionen oder Ulzerationen, toxisch bedingte Polyneuropathien, postoperative Wundschmerzen und Gewebsindurationen sowie Phantom- bzw. Stumpfbeschwerden nach zur Lokaltherapie eines Extremitätentumors erforderlichen Amputationen.

Wer mit Kindern arbeitet, weiß, wie sehr Schmerzen durch Angst verstärkt werden. Angst vor dem Eingriff, Angst vor dem, was kommt, Angst vor dem Tod. Eine angstvermindernde Atmosphäre zu schaffen ist daher wesentliches Element einer adäquaten Führung des Kindes. Den Eltern die Möglichkeit zu geben, ständig bei ihrem Kind zu sein, Tag und Nacht, um dem Kind das Gefühl zu nehmen, ausgeliefert zu sein, ist daher genauso wichtig wie die Reflexion über das eigene Verhalten: Bleibe ich ruhig genug, oder spürt das Kind meine Gehetztheit; erkläre ich dem Kind ausreichend, was ich tue; gehe ich auf seine individuellen Ängste ein. Die durch die Vielzahl der Aufgaben aufgezwungene Hetze führt im Klinikalltag zwangsweise zu mancherlei Inadäquatheiten, die bei Kindern, Eltern und Behandelnden Unzufriedenheit erzeugen.

Durch Tumorerkrankungen im Kindesalter bedingte Schmerzen lassen sich klassifizieren in zentrale Schmerzen, Projektionsschmerzen, viszerale Schmerzen, radikuläre Schmerzen, pseudoradikuläre Schmerzen und Knochenschmerzen.

Eine initiale und ursächliche Schmerzbehandlung zielt im Kindesalter genau wie im Erwachsenenalter auf die Beseitigung des zugrundeliegenden Tumors durch Operation, Chemotherapie und Bestrahlung. Durch diese Maßnahmen kommt es in den meisten Fällen schnell zu einer deutlichen Schmerzlinderung, sieht man von den therapiebedingten akuten Schmerzen einmal ab. Das weitere Vorgehen hängt von Lokalisation und Stärke chronisch persistierender Schmerzen ab. Dies gilt insbesondere für Kinder, bei denen aufgrund eines fortgeschrittenen Stadiums oder bei einer Rückfall- oder sogar terminalen Situation nur noch eine palliative Behandlung in Betracht kommt. Das therapeutische Vorgehen muß dem Schmerztyp entsprechend aufgebaut werden. Mit einem auf die individuelle Situation abgestimmten Stufenplan lassen sich 80 bis 90 % aller Krebsschmerzprobleme adäquat lösen.

Innerhalb des Stufenplans der analgetischen Therapie ist die solide Kenntnis von wenigen Vertretern aus den einzelnen

Medikamentengruppen der peripheren Analgetika, der schwachen und der starken Opiate wesentlich für den Behandlungserfolg.

Die für das Kindesalter wichtigsten Substanzen in der Gruppe der peripheren Analgetika sind Paracetamol, Acetylsalicylsäure und Metamizol. Da in vielen Situationen chemotherapie-bedingt die Thrombozytenzahl vermindert ist, scheidet die Acetylsalicylsäure wegen der Gefahr der Thrombozytenfunktionsstörung sehr häufig aus. Metamizol ist bei den knochenmarksgeschädigten Kindern wegen der Gefahr einer weiteren Knochenmarksschädigung nicht mehr die Substanz der ersten Wahl. Es verbleibt Paracetamol als wichtigster Vertreter dieser Gruppe, in einer Einzeldosierung von 10–15 mg pro kg, die Dosisintervalle liegen wegen der relativ kurzen Halbwertszeit bei ca. 4 h.

Bei nicht befriedigender Wirkung nach voller Dosisausschöpfung der peripheren Analgetika kommt als nächste Stufe die Gruppe der schwachen Opiate in Betracht. Im Kindesalter werden meistens die Substanzen Tilidin oder Tramadol eingesetzt. Zur Steigerung der analgetischen Potenz ist eine Kombination mit einem peripheren Analgetikum sinnvoll, damit können häufig starke Opiate vermieden werden. Eine weitere Alternative ist Codein als alleinige Substanz und in Kombination mit einem peripheren Analgetikum. Für die Behandlung postoperativer Schmerzen sind Pethidin oder Pentazocin bewährt und geeignet.

Starke Opiate sind bei mittelschweren und schweren Krebsschmerzen insbesondere im Terminalstadium nicht zu umgehen und dürfen auch Kindern nicht vorenthalten werden. Wichtig ist die genaue Kenntnis der klinischen Pharmakologie einiger weniger Vertreter mit Dosierung, Halbwertszeit und Nebenwirkung. Wir haben Erfahrungen mit Buprenorphin und Morphin, das auch in Retardform erhältlich ist. Eine Kombination mit peripheren Analgetika ist zur Wirkungssteigerung empfehlenswert; bei starker Unruhe und zur Anxiolyse empfiehlt sich die Kombination mit Neuroleptika.

Bei Kindern hat sich für Morphin eine individuelle Rezeptur als Saft bewährt. Als Beispiel hier die Zusammenstellung bei einem 10 kg schweren 1 Jahre alten Kind: Man beginne mit einer Einzeldosis von 0,15 mg/kg, d. h. 1,5 mg pro Einzeldosis in 5 ml Saft (dies entspricht bei 20 Dosen 30 mg Morphinum hydrochloricum auf 100 ml Sirupus cerasi), 3mal täglich 5 ml per os. Diese Dosis wird ividuell gesteigert bis zur Schmerzfreiheit, in Form von mehr Menge Saft pro Einzeldosis oder aber in Form einer höheren Morphindosis pro 5 ml Saft.

Diese Form der oralen Verabreichung führt zu einem schnellen Wirkungseintritt, erfordert allerdings die Wiederholung der Dosierung in kurzen Zeitabständen. Die Verabreichung als Retardform erfordert nach unseren Erfahrungen höhere Dosen. Die fehlende unmittelbare Erfahrung einer Schmerzerleichterung kurzfristig nach Medikamenteneinnahme kann unter Umständen durch Kombination der Morphin-Retardform mit oraler Morphinsuspension kompensiert werden.

Stark chemotherapeutisch vorbehandelte Kinder sind heutzutage zur Vermeidung wiederholter Venenpunktionen häufig mit Dauerkathetern, sog. Port-a-Cath- oder Broviac-Kathetern, versorgt. In jüngster Zeit haben wir bei solchen Kindern ermutigende Erfahrungen mit Morphin-Dauerinfusionen, auch in ambulanten Situationen unter Zuhilfenahme von programmierbaren sog. Minipumpen, gemacht. – Eine Morphin-Dauerinfusion führten wir z. B. bei einer 21jährigen Patientin mit multiplen Lungen- und Knochenmetastasen durch, bei der 2 Jahre zuvor ein Osteosarkom diagnostiziert wurde. Sie litt im Finalstadium ihrer Erkrankung unter unerträglichen Knochenschmerzen. Verabreicht als orale Retardform war der Morphinbedarf auf 6stündlich 60 mg = 240 mg/Tag angestiegen. Nach Implantation eines Dauerkatheters wurde sie eingestellt auf eine intravenöse Dauerinfusion, und es konnte mit einer Tagesdosis von 15 mg Morphin ohne Kombination mit anderen Substanzen völlige Schmerzfreiheit erzielt werden. Zwei Tage vor ihrem Tod hat die Patientin die Tagesdosis von 15 mg auf 30 mg gesteigert und blieb schmerzfrei.

Nichtmedikamentöse Möglichkeiten zur Schmerzbekämpfung dürfen nicht unerwähnt bleiben. Die transkutane elektrische Nervenstimulation (TENS) regt das deszendierende Schmerzhemmungssystem im ZNS an. Neben dem neurophysiologisch begründeten Ansatz trägt vor allem das psychologische Moment einer selbst durchführbaren Therapie zur Emanzipation und Verbesserung der analgetischen Ergebnisse bei. – In Klinik und Ambulanz hat sich bei Kindern der Einsatz bei Lumbalpunktionen bewährt und gegenüber dem üblichen Vorgehen als vorteilhaft für Schulkinder erwiesen. In einer kleinen, in unserer Ambulanz durchgeführten Untersuchung waren die Erfolge dieses Verfahrens recht ermutigend. Allerdings benötigt man eine lange Vorbereitungsphase, so daß diese Methode nur praktikabel ist, wenn die Möglichkeit der Vorbereitung außerhalb des Untersuchungsraums gegeben ist.

Auch in fortgeschrittenen Stadien kann sich die Indikation zur Fortsetzung von Therapiemaßnahmen mit Chemotherapie und Strahlentherapie ergeben, selbst wenn diese dann nicht mehr mit einer kurativen Indikation verknüpft sind.

In diesem Zusammenhang noch 2 weitere Beispiele: Bei einem 4 Jahre alten Jungen war im Januar 1986 die Diagnose einer akuten myeloischen Leukämie gestellt worden. Unter Therapie kam es im Januar 1987 zu einem Knochenmarksrezidiv, das wiederum mit Rezidivchemotherapie in Remission gebracht werden konnte. Zur Konsolidierung folgte im April 1987 eine Knochenmarkstransplantation mit dem Vater als Spender. Im Dezember 1987 wurde durch immer stärker werdende ubiquitäre Knochenschmerzen ein zweites Knochenmarksrezidiv offensichtlich. Die Knochenschmerzen machten eine höchstdosierte Schmerzmedikation erforderlich, außerdem bestand eine Gefährdung durch tumorbedingte Hyperkalzämie. Trotz der infausten Ausgangssituation wurde eine palliative Chemotherapie begonnen, die zu einer partiellen Remission führte, mit einer Normalisierung der Serumkalziumwerte und einer anhaltenden Schmerzerleichterung.

Bei einem 7 Jahre alten Mädchen wurde im September 1985 ein paravertebrales Neuroepitheliom diagnostiziert und mit Operation und Chemotherapie behandelt. Im Juli 1986 kam es zum Lokalrezidiv; die Behandlung bestand aus Chemotherapie und Bestrahlung. Im Juli 1987 trat ein zweites Lokalrezidiv, begleitet von Lungenmetastasen, auf. Klinisch stand im Vordergrund die radikuläre Schmerzsymptomatik durch den paravertebral infiltrierend wachsenden Tumor. Eine erneute Chemotherapie in dem vom Blutbildverlauf vorgegebenen Dreiwochenrhythmus war auch hier in der Lage, für ca. 2 Wochen die Schmerzen völlig zu unterdrücken.

Noch einmal sei an dieser Stelle auf die Bedeutung der psychischen Komponente hingewiesen, die notwendigerweise in einem Beitrag über die Pharmakotherapie des Schmerzes zu kurz kommt. Hinwendung, Aufmerksamkeit, Anwesenheit der Eltern, häusliche Umgebung sind oft wesentlicher als Pharmaka.

Zusammenfassend bleibt festzuhalten, daß die Schmerztherapie bei krebskranken Kindern geprägt sein muß vom Respekt der behandelnden Ärzte vor dem Anspruch der Kinder auf Schmerzfreiheit. Die medikamentöse Schmerztherapie sollte nach einem Stufenplan optimiert werden. Als peripheres Analgetikum eignet sich bei den chemotherapeutisch vorbehandelten Kindern am ehesten Paracetamol in der bewährten Dosierung von 10–15 mg/kg alle 4–6 h; für stärkere Schmerzen bietet sich die Kombination mit einem schwachen Opiat an, in Form von Tilidin oder Tramadol in der Dosierung von 1 mg/kg alle 6–8 h. Bei schweren Schmerzen, insbesondere bei unbeeinflußbarer, fortschreitender Krebserkrankung, ist auf starke Opiate umzusteigen, alternativ Buprenorphin 3 µg/kg alle 6–8 h oder Morphin in einer Ausgangsdosis von 0,15 mg/kg, die individuell bis zur Schmerzfreiheit zu steigern ist. Wenn immer möglich ist eine i.v.-Dauerapplikation zu bevorzugen. Zur Anxiolyse eignet sich die Kombination mit einem Neuroleptikum, z.B. Haloperidol in individueller Dosierung.

Literatur

Aradine CR, Beyer JE, Tompkins JM (1988) Children's pain perception before and after analgesia: A study of instrument construct validity and related issues. J Pediatr Nurs 3:11–23

Brescia FJ (1987) An overview of pain and symptom management in advanced cancer. Pain 2:7–11

Foley KM (1987) Pain syndromes in patient with cancer. Med Clin North 71 (2):169–184

Gauvain-Piquard A, Rodary C, Rezvani A, Lemerle J (1987) Pain in children aged 2–6 years: A new observational rating scale elaborated in a pediatric oncology unit – preliminary report. Pain 31:177–188

Göbel U, Schwamborn D, Jürgens H, Kischlat U, Pothmann R (1988) Schmerzen bei krebskranken Kindern und Jugendlichen. In: Weinmann HM (Hrsg.) Aktuelle Neuropädiatrie Springer, Berlin Heidelberg New York London Paris Tokyo Hongkong, S 77–89

Massimo L, Haupt R, Cornaglia G (1984) Incidence and characteristics of pain in children with neoplasia. In: Rizzi R, Vinsentin M (eds): Advances in pain research and therapy, vol. 5, Piccin/Butterworths, London

Matthiessen H von, Grote B, Kiwit J, Schoppe WD (1987) Therapie tumorbedingter Schmerzen. Dtsch Ärztebl 84:1578–1582

Miser AW, Dothage JA, Wesley RA, Miser JS (1987) The prevalence of pain in a pediatric and young adult cancer population. Pain 29:78–83

Pothmann R (1988) Krebsschmerzen. In: Pothmann R (Hrsg) Chronische Schmerzen im Kindesalter. Hippokrates, Stuttgart, S 179–198

Pothmann R, Göbel U (1986) Schmerzdiagnostik und -therapie in der Kinderonkologie. Klin Pädiatr 198:479–483

Sorge J (1989) Einsatz von starken Opioiden in der Behandlung des Krebsschmerzes bei Erwachsenen und Kindern. Klin Pädiatr 201:333–336

Zimmermann M (1985) Wie Schmerz entsteht und sich lindern läßt. Diagnostik 18:13–17

Strahlentherapie schmerzhafter Knochenmetastasen

K. Schnabel, H. J. Tkocz und W. Berberich

Einleitung

Die schmerzlindernde, palliative Strahlentherapie hat eine lange Tradition. Bereits 1896, d. h. wenige Monate nach Entdeckung der Bremsstrahlen durch Wilhelm Conrad Röntgen, berichteten Despeignes (zit. nach Glasser 1959) in Lyon und Williams (zit. nach Glasser 1959) in Boston über eindrucksvolle analgetische Wirkungen der Strahlentherapie.

Generell unterscheidet man 2 Formen der Schmerzbestrahlung, die symptomatische und die palliative. Bei der symptomatischen wird die Wirkung durch Beeinflussung der Schmerzrezeptoren oder der Schmerzleitung erreicht, während die palliative immer zusätzlich eine Wirkung auf den Tumor beinhaltet. Beide Therapieformen unterscheiden sich durch die zur Anwendung kommende Dosis. In der Onkologie spielt praktisch nur die palliative Schmerzbestrahlung eine Rolle.

Pathophysiologie und Klinik

Eine Knochenmetastase kann sich äußern in einer Knochendeposition oder einer Knochendestruktion. Baker hat bereits 1950 darauf aufmerksam gemacht, daß die metastatischen Tumorzellen den Knochen nicht selbst destruieren, sondern daß sie die Osteoklasten dazu anregen. In gleicher Weise führen die Tumorzellen nicht zu einer Deposition von Knochengrundsubstanz, sondern sie stimulieren die knochenbildenden Zellen. Hinsichtlich der Metastasierungstypen, d. h. osteosklerotisch, osteolytisch oder gemischtförmig, zeigen die verschiedene Organtumoren ein unterschiedliches Verhalten.

Nach Dominok und Koch 1971 ist beim Mammakarzinom z. B. das Verhältnis von osteolytischen und osteoblastischen Tumorabsiedlungen ausgeglichen, im Gegensatz zum Prostatakarzinom, wo der osteoblastische Metastasierungstyp mit 65% deutlich überwiegt. Generell ist anzumerken, daß osteolytische Metastasen häufiger zu pathologischen Frakturen führen als osteoblastische, d. h., Patienten mit einem Mammakarzinom sind diesbezüglich gefährdeter als solche mit einem Prostatakarzinom.

Knochenmetastasen sind praktisch ausschließlich hämatogene Metastasen. Die Ursache, warum bei vielen im kavalen Einzugsgebiet lokalisierten Primärtumoren Knochenmetastasen bei fehlenden Leber- und Lungenmetastasen beobachtet werden, wird im vertebralen Venenplexus gesehen (Batson 1940, zit. nach Weiss u. Gilbert). Jeder Druck aus Thorax oder Abdomen z. B. bei Husten oder Pressen führt zu einer Behinderung des venösen Abflusses über die V. cava, wobei dann Blut in den Wirbelvenenplexus gepreßt wird und im Knochen zu Absiedlungen führt.

In der Onkologie stehen die Knochenmetastasen als Schmerzverursacher im Vordergrund. Das Vorliegen von Knochenmetastasen bedeutet, daß die Tumorerkrankung weit fortgeschritten ist. Nach Gilbert 1979 beträgt die mittlere Lebenserwartung im Falle des Vorliegens von Knochenmetastasen beim Mammakarzinom 15 Monate, beim Prostatakarzinom 16 Monate und beim Bronchialkarzinom 3 Monate. Die Häufigkeit der Knochenmetastasierung verschiedener Organtumoren ist recht unterschiedlich. Nach Kuttig 1983 stehen das Mammakarzinom mit 47–85% und das Prostatakarzinom mit 54–85% im Vordergrund.

Nach Galasko 1981 ist die Knochenmetatastasierung in den verschiedenen Skelettabschnitten bei den einzelnen Organtumoren nicht gleichförmig. Bei Mamma- und Prostatakarzinom z. B. sind die Metastasen bevorzugt im Bereich der Wirbelsäule lokalisiert. Häufig ist deshalb das Rückenmark potentielles Risikoorgan im Falle einer Bestrahlung.

Über die Wirkungsmechanismen der Strahlentherapie in der Behandlung ossärer Schmerzen besteht noch weitgehend Unklarheit. Nach Kuttig 1983 werden für die analgetische Strahlenwirkung folgende Wirkungsmechanismen diskutiert:

1. eine direkte Wirkung auf Nozirezeptoren im Periost,
2. eine Beeinflussung der autonomen Nerven,
3. eine Elektrolytverschiebung an Nervenendigungen,
4. Reflexmechanismen und
5. eine Umwandlung einer Gewebsazidose in eine Alkalose mit Übergang in neutrales pH.

Nach Analysen des eigenen Krankengutes (Tkocz et al. 1985) ist das Mammakarzinom mit 30% der Patienten der häufigste Verursacher schmerzhafter Knochenmetastasen, gefolgt vom Bronchialkarzinom mit 26% und den Tumoren des Verdauungstraktes mit 20%.

Bestrahlungstechnik

Die Bestrahlung sollte in der Regel mit ultraharten Photonen erfolgen, d.h. entweder mit Co-60-Gammastrahlen oder ultraharten Bremsstrahlen. Die Anwendung harter Röntgenstrahlen sollte vermieden werden. Nach Spiers 1971, Fornusek und Kuttig 1970 und Kuttig 1983 sind harte Bremsstrahlen nachteilig gekennzeichnet durch eine zu geringe Reichweite der Sekundärelektronen und eine nicht gleichmäßige Teilchenflußdichte, verbunden mit einer hohen Strahlenbelastung der Knochengrundsubstanz bei ungleichmäßiger Bestrahlung weichteildichter Tumoranteile.

In besonderen Situationen werden aus Gründen der Dosisverteilung auch schnelle Elektronen eingesetzt, jedoch besteht hier die Gefahr einer vermehrten Schädigung der zur Remineralisation erforderlichen Osteoblasten (Kuttig 1983).

Meist kommen einfache Bestrahlungstechniken zur Anwendung, d. h. entweder singuläre Stehfelder oder Gegenfelder, weil die Patienten schmerzbedingt nur kurze Zeit ruhig liegen können, so daß lange Rüst- und Bestrahlungszeiten fehl am Platze sind. Des weiteren werden nur relativ geringe Gesamtreferenzdosen benötigt, so daß schwere Nebenwirkungen auch bei einfacher Technik seltener zu befürchten sind.

Dosierung und Fraktionierung werden noch kontrovers diskutiert. Es konkurrieren die Kurzzeitbestrahlung, die durch eine Dosisapplikation in einer oder wenigen Sitzungen über 3 bis etwa 5 Tage bei relativ hohen Einzeldosen von 4–8 Gy charakterisiert ist, und die protrahierte Bestrahlung, die sich über einen Zeitraum von 3–4 Wochen erstreckt, bei Einzeldosen von 2 Gy und 15–20 Fraktionen. Handelt es sich um große Zielvolumina, liegt das Zielvolumen in der Nachbarschaft von Risikoorganen, ist der Leistungszustand gut bei relativ langer Lebenserwartung (wie dies z. B. beim Mammakarzinom des öfteren der Fall ist), dann sollten Dosen von 30–40 Gy gewählt werden bei Einzeldosen von 2 Gy und einem Bestrahlungszeitraum von etwa 3–4 Wochen. Eine wesentliche Überschreitung von 40 Gy sollte vermieden werden, weil dann mit einer Beeinträchtigung der Osteoblasten gerechnet werden muß, so daß Rekalzifierungsvorgänge nicht mehr ablaufen können. Insbesondere bei Frakturgefahr sollte hierauf geachtet werden. Moss et al. 1987 machen darauf aufmerksam, daß eine ungestörte Rekalzifizierung nach Bestrahlung praktisch nie erwartet werden kann, wegen der Beeinträchtigung der Osteoblasten (Moss et al. 1987b).

Ist hingegen das Zielvolumen nicht sehr groß, liegt es nicht in der Nachbarschaft von Risikoorganen, ist die Lebenserwartung gering, der Leistungszustand schlecht, die Beweglichkeit eingeschränkt, sind die Schmerzen sehr ausgeprägt, dann sind wenige Bestrahlungen mit hohen Einzeldosen vorzuziehen, z. B. 20 Gy in 5 Bestrahlungen über einen Zeitraum von einer Woche oder 18 Gy in 3 Bestrahlungen im Verlauf von 3 aufeinanderfolgenden Tagen. Als Entscheidungshilfe für die

Wahl des richtigen Fraktionierungsschemas empfiehlt Kagan 1987 immer dann einem Kurzzeitschema mit hohen Einzeldosen den Vorzug zu geben, wenn eine stationäre Behandlung notwendig ist, wenn eine Anämie und eine Hyperkalziämie vorliegen und wenn 4 oder mehr Regionen befallen sind.

Erwähnenswert ist weiter, daß bei disseminierten Knochenmetastasen an einigen Zentren auch eine Halbkörperbestrahlung praktiziert wird, die allerdings mit Nebenwirkungen verbunden ist, so daß sie sich bisher nicht durchsetzen konnte (Fowler u. Travis 1978; Fryer et al. 1978; Salazar et al. 1978; Mill et al. 1980; Poussin-Rosillo et al. 1985).

Bei Tumoren, deren Wachstum einer hormonellen Steuerung unterliegt, wie z.B. dem östrogenpositiven Mammakarzinom, kann durch eine Radiomenolyse ein positiver Effekt erzielt werden. Denoix 1970 vom Institut Gustave-Roussy in Villejuif bevorzugt diese Methode sogar gegenüber einer Ovarektomie, weil sie einen länger andauernden Effekt zeigen soll, obgleich sie nicht so abrupt wirkt. Auch die Radioresektion der Hypophyse durch Implantation radioaktiver Substanzen führt bei weit fortgeschrittener Metastasierung eines Mammakarzinoms zu einem analgetischen Effekt, insbesondere, wenn es sich um einen hormonaktiven Tumor handelt. Jedoch kommt diese Behandlungsmodalität nur noch an wenigen Zentren zur Anwendung. Gefürchtet war früher die Schädigung des N. opticus, die jedoch heute bei guter Technik weitgehend vermieden werden kann. Die Radiochirurgie der Hypophyse und des Thalamus mittels externer Bestrahlung befindet sich noch im Experimentalstadium, gleich ob sie mittels multipler, auf ein kleines Zielvolumen fokussierter Co-60-Quellen oder unter Anwendung ultraharter Bremsstrahlen in Form einer stereotaktisch gezielten Bewegungsbestrahlung über viele Ebenen praktiziert wird (Leksell 1968; Pozza et al. 1984; Hartmann et al. 1985; Greitz et al. 1986).

Die externe Bestrahlung der Hypophyse mit neuen Strahlenarten wie z.B. Protonen und Heliumionen kommt in Berkeley seit geraumer Zeit zum Einsatz. Die Dosisverteilung ist

Tabelle 1. Zur Therapie von Knochenmetastasen geeignete Radioisotope. (Nach Kimmig et al. 1983)

Nuklid	Physikalische Halbwertzeit [d]	Maximale ß-Energie [MeV]	Maximale Reichweite der e⁻ in Gewebe [cm]
32 P	14,28	1,71	0,79
89 Sr	25,7	1,463	0,66
90 Y	2,66	2,27	1,08
131 J	8,05	0,806	0,32
189 Rh	3,68	1,07	0,46

bei dem genannten strahlentherapeutischen Behandlungsverfahren unerreicht, jedoch ist diese Form der Behandlung wegen des immensen apparativen Aufwandes nur auf wenige Forschungszentren beschränkt (Lawrence 1957; McCombs 1957; Tobias et al. 1956, 1958, 1964).

Schließlich besteht noch die Möglichkeit, disseminierte Knochenmetastasen mit offenen radioaktiven Substanzen zu behandeln. Als Radiopharmaka kommen die in Tabelle 1 genannten Isotope in Betracht.

Ergebnisse und Diskussion

Die Berichte zahlreicher Autoren stimmen darin überein, daß die palliative Schmerzbestrahlung bei ossären Läsionen in hohem Maße effektiv ist, wobei Ansprechraten zwischen 70 und 90% die Regel sind (Tabelle 2). Im eigenen Patientengut (Tkocz et al. 1985), das 50 Fälle umfaßt, wurde in 86% eine Schmerzlinderung erzielt, die in etwa 50% vollständig war.

Eine Rekalzifizierung wird hingegen wesentlich seltener beobachtet, etwa in einem Drittel der Fälle, und dies frühestens 3–4 Monate nach Ende der Strahlenbehandlung (s. Tabelle 2). Ein Grund für die relativ niedrige Rekalzifizie-

Tabelle 2. Palliative Schmerzbestrahlung von Knochenmetastasen: Behandlungsergebnisse

Autoren	Schmerzreduktion [%]	Rekalzifizierung [%]
Garmatis u. Chu 1978	91	78
Moss et al. 1979	70	„Gelegentlich"
Montaque u. Delelos 1980	80	„In einigen Fällen"
Schocker et al. 1981	73	—
Tong et al. 1982	90	—
Kuttig 1983	74–80	32
Tkocz et al. 1985	86	—
Tobias 1986	90	„Weniger häufig"
Kagan 1987	70	—

Tabelle 3. Palliative Schmerzbestrahlung von Knochenmetastasen: Vergleich verschiedener Dosierungs- und Fraktionierungsschemata

Autoren	Studie	Schmerzlinderung	
		Prozentsatz	Dauer
Allen et al. 1976	Retrospektiv	Identisch	Identisch
Gilbert et al. 1977	Retrospektiv	Identisch Spätkomplikationen bei Kurzzeitbestrahlung	Identisch
Quasim 1977	Retrospektiv	Identisch	Identisch
Tkocz et al. 1985	Retrospektiv	Identisch	Vorteil protrahiert
Tong et al. 1982	Prospektiv	Identisch	Identisch
Blitzer 1985	Prospektiv	Vorteil protrahiert	—
Madsen 1883	Prospektiv	Identisch	Identisch

rungsrate ist u. a. darin zu sehen, daß viele Patienten sterben, bevor eine Rekalzifizierung eintreten kann.

Gravierende Unterschiede hinsichtlich der schmerzlindernden Wirksamkeit der verschiedenen Dosierungs- und Fraktionierungsschemata waren bisher nicht feststellbar (Tabelle 3). Es gibt jedoch Anhaltspunkte dafür, daß die schmerzdämpfende Potenz der protrahierteren Bestrahlung etwas besser ist als die der Kurzzeitbestrahlung. Des weiteren hatten wir den Eindruck, daß die protrahiertere Bestrahlung eine länger anhaltende Schmerzreduktion zur Folge hat. Tong et al. 1982 haben eine randomisierte Studie durchgeführt, die Palliation schmerzhafter Knochenmetastasen betreffend. Je nachdem ob es sich um solitäre oder multiple Metastasen handelte, kamen unterschiedliche Dosierungs- und Fraktionierungsschemata zur Anwendung. Eingegangen in die Studie sind insgesamt 1016 Patienten. Wesentliche Unterschiede hinsichtlich der Wirksamkeit der verschiedenen Dosierungs- und Fraktionierungsschemata waren nicht feststellbar. Bei den Schemata mit hohen Einzeldosen kam es zu einem schnelleren Wirkungseintritt, während die Dauer der Schmerzlinderung nicht wesentlich unterschiedlich war. Eine erneute statistische Analyse dieser Studie durch Blitzer 1985 zeigte jedoch, daß sich Vorteile für protahiertere Fraktionierungsschemata ergeben, wenn Medikamentenverbrauch und Schmerzlinderung zusammen berücksichtigt werden.

Gilbert et al. 1977 haben nach Kurzzeitbestrahlungen mit hohen Einzeldosen bei Langüberlebern ausgeprägte Strahlennebenwirkungen beobachtet. Nach neueren Erkenntnissen der strahlenbiologischen Grundlagenforschung ist dies nicht weiter erstaunlich (Withers 1988).

Auch mit offenen radioaktiven Substanzen kann in einem hohen Prozentsatz eine Schmerzreduktion erzielt werden (Tabelle 4). Die Angaben in der Literatur schwanken hier zwischen 40 und 100%. Kaplan 1978 und Werner et al. 1980 haben mit P-32 eine Rekalzifizierung in 33 bzw. 25% der Fälle nachgewiesen. Sr-89 und eventuell Y-90 sind als Radiopharmaka dem P-32 vorzuziehen, weil sie keine ausgeprägte Depression der Blutelemente hervorrufen. Die Behandlung von Knochenmetastasen mit offenen radioaktiven Substanzen ist dann in Erwägung zu ziehen, wenn es sich um eine generalisierte Metastasierung handelt, wenn eine intensive Speicherung im Knochenszintigramm vorliegt und wenn alle Metastasen eine geringe Größe haben, weil die maximale Reichweite der Elektronen im Gewebe nur 3–8 mm beträgt (s. Tabelle 1). Insbesondere wenn es sich um osteolytische Metastasen handelt, sollte hierauf geachtet werden. Generell kann man davon ausgehen, daß die Indikation zur Behandlung mit offenen radioaktiven Substanzen nur in Ausnahmefällen gegeben ist.

Liegt eine pathologische Fraktur vor, steht die operative Versorgung im Vordergrund. Eine alleinige Strahlentherapie führt in diesen Fällen zu keiner wesentlichen Schmerzlinderung. Bei einer zusätzlichen Palliativbestrahlung nach endoprothetischer Versorgung besteht die Gefahr der Lockerung der Endoprothese aufgrund einer hohen Strahlenbelastung durch Sekundärelektronen, die in dem Metall entstehen. Dem sollte dadurch Rechnung getragen werden, daß die Dosis etwas reduziert wird und daß höhere Strahlenenergien gewählt werden.

Eine erneute Bestrahlung eines vorbestrahlten Zielvolumens ist nach Meinung von Montague und Delclos 1980 problematisch, weil das Risiko von Nebenwirkungen ansteigt,

Tabelle 4. Schmerzreduktion und Rekalzifizierung nach Therapie mit offenen radioaktiven Substanzen

Autoren	Isotop	Schmerzreduktion [%]	Rekalzifizierung [%]
Kaplan 1978	P-32	87	33
Werner et al. 1980	P-32	87	25
Kutzner et al. 1977	Sr-89	78	—
Hayek et al. 1980	Sr-89	41	—
Kimmig et al. 1983	Sr-89	60	—
Kutzner et al. 1981	Y-90	100	—

bei relativ geringer Chance einer wesentlichen erneuten Schmerzlinderung.

Schlußfolgerung

Das strahlentherapeutische Repertoire für die Behandlung schmerzhafter Knochenmetastasen ist recht groß. Die optimale Nutzung der zur Verfügung stehenden Möglichkeiten setzt jedoch den erfahrenen Radioonkologen voraus.

Es gilt festzuhalten, daß bei richtiger Wahl der Behandlungsmodalität die Strahlentherapie hier von einer schmerzlindernden Effektivität ist, die von keinem Konkurrenzverfahren auch nur annähernd erreicht wird.

Literatur

Allen KH, Johnson TW, Hibbs GG (1976) Effective bone palliation as related to various treatment regimes. Cancer 37:984–987

Baker SL (1950) Metastatic tumours of bone. J Fac Radiologists 1:245–256

Blitzer PH (1985) Reanalysis of the RTOG study of the palliation of symptomatic osseous metastasis. Cancer 55:1468–1472

Denoix P (1970) Treatment of malignant breast tumors. Springer, Berlin Heidelberg New York

Despeignes V (1896) Beobachtungen über einen Fall von Magenkrebs, der mit Röntgenstrahlen behandelt wurde. Lyon med 82:428, 503

Despeignes V (1896) Therapeutische Verwendung der Röntgenstrahlen. Sem med 37

Dominok GW, Koch HG (1971) Knochengeschwülste und geschwulstähnliche Knochenerkrankungen. VEB G. Fischer, Jena

Fornusek AH, Kuttig H (1970) Untersuchungen über die zweckmäßigste Energie zur Bestrahlung von Knochenprozessen. Strahlentherapie 140:45

Fowler JF, Travis EL (1978) The radiation pneumonitis syndrome in half-body radiation therapy. Int J Radiat Oncol Biol Phys 4:1111–1113

Fryer CJH, Fitzpatrick PJ, Rider WD, Poon P (1978) Radiation pneumonitis: experience following a large single dose of radiation. Int J Radiat Oncol Biol Phys 4:931–936

Galasco CSB (1981) The anatomy and pathways of skeletal metastases. In: Weiss L, Gilbert HA (eds) Bone metastasis. Hall Medical Boston/MA, p 399

Garmatis CJ, Chu FCH (1978) The effectiveness of radiation therapy in the treatment of bone metastases from breast cancer. Radiology 126:235–237

Gilbert HA (1979) Patterns of metastasis. Adria Labs, Columbus/OH

Gilbert HA, Kagan AR, Nussbaum H et al. (1977) Evaluation of radiation therapy for bone metastases: pain relief and quality of life. A J 129:1095–1096

Glasser O (1959) Wilhelm Conrad Röntgen, Springer, Berlin Göttingen Heidelberg, S 247

Greitz T, Bergström ILM, Arndt J et al. (1986) Stereotactic radiation therapy on intracranial lesions. Methodologic aspects. Acta Radiol [Oncol] 25:81–89

Hartmann GH, Schlegel W, Sturm V, Kober B, Pastyr O, Lorenz WJ (1985) Cerebral radiation surgery using moving field irradiation at a linear accelerator facility. Int J Radiat Oncol Biol Phys 11:1185–1192

Hayek D, Ritschard J, Zwahlen A, Courvoisier B, Donat A (1980) Emploi du strontium-89 dans le traitement des metastases osseuses. Schweiz Med Wochenschr 110:1154–1159

Kagan AR (1987) Radiotherapeutic management of the patient for palliation. In: Perez CA, Brady LW (eds) Principles and practice of radiation oncology. Lippincott, Philadelphia, pp 1171–1182

Kaplan E (1978) Historical development of P-32 in bone therapy. Therapy in nuclear medicine. Grune & Stratton, New York

Kimmig B, Hermann HJ, Kober B (1983) Nuklearmedizinische Therapie von Knochenmetastasen. Röntgen-Bl 36:216–219

Kuttig H (1983) Die Strahlentherapie von Knochenmetastasen. Röntgen-Blätter 36:209–215

Kutzner J, Grimm W, Hahn K (1977) Interne Strahlentherapie mit Strontium-89 bei metastasenbedingten Schmerzzuständen. M M W 119:1251–1252

Kutzner J, Dähnert W, Schreyer T, Grimm W, Bord KH, Becker M (1981) Yttrium-90 zur Strahlentherapie von Knochenmetastasen. Nucl Med 20:229–235

Lawrence JH (1957) Proton irradiation of the pituitary. Cancer 10:795–798

Leksell L (1968) Cerebral radiosurgery. I. Gammathalamotomy in two cases of intractable pain. Acta Chir Scand 134:585–595

Madsen EL (1983) Painful bone metastasis: efficacy of radiotherapy assessed by the patients: a randomized trial comparing 4 Gy × 6 Versus 10 Gy × 2. Int J Radiat Oncol Biol Phys 2:1775–1779

McCombs RK (1957) Proton irradiation of the pituitary and its metabolic effects. Memorial Fund Lecture. Radiology 68:797–811

Mill WB, Glasgow GP, Ratkin G (1980) Hemi-body irradiation in the palliation of disseminated malignancies. Mo Med 77:67–72

Montague ED, Delclos L (1980) Palliative radiotherapy in the management of metastatic disease. In: Fletcher GH (ed) Textbook of radiotherapy, Lea & Febiger, Philadelphia, pp 943–948

Moss WT, Brand WN, Battifora H (1979a) Radiation oncology. Mosby, St. Louis, pp 324–327

Moss WT, Brand WN, Battifora H (1979b) Radiation oncology. Mosby, St. Louis, pp 555–585

Poussin-Rosillo H, Salazar OM, Amin P, Slawson RG, Patanaphan V, Sewchand W (1985) Palliative half-body irradiation. Single and fractionated doses. Am J Clin Oncol 8:172–177

Pozza F, Colombo F, Benedetti A (1984) CNS external stereotaxic irradiation: a new role for radiotherapy. Proc Varian's Fourth European clinical users meeting May 25–26, Malta, pp 13–17

Quasim MM (1977) Single dose palliative irradiation of bone metastases. Strahlentherapie 153:531–532

Salazar OM, Rubin P, Keller B, Scarantino C (1978) Systemic (half-body) radiation therapy: response and toxicity. Int J Radiat Oncol Biol Phys 4:937–950

Schocker JD, Brady LW, Rish VR, Venuto J, Mowry M (1981) Radiation therapy of bone metastases: the Hanemann experience. In: Weiss L, Gilbert HA (eds) Bone metastasis. Hall Medical, Boston/MA, p 436

Spiers FW (1971) Biophysical basis for radiation haematology. In: Manual of radiation haematology. Technical Report Series Nr. 123. IAEA, Vienna, p 45

Tkocz HJ, Schnabel K, Berberich W (1985) Symptomatische Strahlenbehandlung bei Knochenmetastasen. In: Heilmann HP (Hrsg) Palliative Therapie. Zuckschwerdt, München Aktuelle Onkologie 23, S 189–193

Tobias CA, Roberts JE, Lawrence JH et al. (1956) Irradiation of hypophysectomy and related studies using 340-MeV protons and 190-MeV deuterons. Peaceful Uses Atomic Energy 10:95–106

Tobias CA, Lawrence JH, Born JL et al. (1958) Pituitary irradiation with high-energy proton beams: a preliminary report. Cancer Res 18:121–134

Tobias CA, Lawrence JH, Lyman J, Born JL, Gottschalk A, Linfoot J, McDonald J (1964) 2nd Progress report on pituitary irradiation. In: Haley TJ, Snider RS (eds) Response of the nervous system to ionizing radiation. Little, Brown New York, pp 19–35

Tobias JS (1986) Breast cancer. In: Hope-Stone HF (ed) Radiotherapy in clinical practice. Butterworths, London p 84

Tong D, Gillick L, Hendrickson FR (1982) The palliation of symptomatic osseous metastases. Final results of the study by the radiation therapy oncology group. Cancer 50:893–899

Weiss L, Gilbert HA (eds) (1981) Bone metastasis. Hall Medical, Boston/MA, p 21

Werner B, Isacson C, Lundell G, Lönnbeck C, Söderborg B (1980) P-32-Pyrophosphate in the treatment of persistent metastatic bone pain. Acta Radiol [Oncol] 19:327–329

Withers HR (1988) Biology of altered fractionation. In: Kärcher KH (ed) Progress in radio-oncology IV. ICRO, pp 181–184

Rückenmarksnahe Analgesie bei Tumorschmerz

H. MÜLLER und J. ZIERSKI

Geschichte der rückenmarksnahen Analgesie

Mit der Entdeckung von Opiatangriffspunkten im Zentralnervensystem (Pert u. Snyder 1973; Terenius 1973; Simon et al. 1973) und der zu diesen Rezeptoren gehörigen endogenen Transmitter, genannt Endorphine (Hughes et al. 1975), begann eine neue Ära der Opioidforschung, die innerhalb weniger Jahre zu einer explosionsartigen Vermehrung unseres Wissensstandes hinsichtlich dieser Substanzgruppe geführt und eine Reihe von neuen praktischen Ansätzen mit sich gebracht hat, zu denen auch die hier beschriebene Methode der rückenmarksnahen Analgesie gehört.

Ihre Grundlagen gehen zurück bis in die 50er Jahre, als physiologische Untersuchungen zu dem Schluß kamen, daß systemisch zugeführte Opiate polysynaptische nozizeptive Reflexe hemmen, die bekanntlich über das Rückenmark alleine vermittelt werden. Überraschenderweise ergab jedoch eine erste Untersuchung zur analgetischen Wirkung spinal zugeführter Opiate beim Kaninchen, durchgeführt in den 60er Jahren, keinen Effekt. Nach der Entdeckung der Opiatrezeptoren, vor allem auch nach ihrer radioimmunographischen Lokalisation in dem dorsalen Horn des Rückenmarks (La Motte et al. 76), wurde das Konzept der spinalen Opiatanalgesie erneut und diesmal erfolgreich in Tierversuchen von Yaksh und Rudy 1976 aufgegriffen. Die beiden Pharmakologen waren so begeistert von der Potenz dieser Analgesie, daß sie bereits ein Jahr später ihre Erkenntnisse an einen Kliniker, den Neurologen Wang, weitergaben, der dann tatsächlich bei zunächst nur 2 Patienten nachweisen konnte, daß winzige Morphinmengen bei Tumorschmerzen eine langdauernde Analgesie erbrachten. Seiner Veröffentlichung (Wang et al. 1979) folgten bald solche über den Nachweis einer Schmerzreduktion durch peridural verabreichtes Opiat (Behar et al. 1979), und bereits beim Welt-Anästhesiekongreß in Hamburg 1980 gab es eine Sitzung zu dieser Thematik, deren Beiträge später auch veröffentlicht wurden (Yaksh u. Müller 1982).

Voraussetzung für einen längerfristigen Einsatz intrathekaler oder periduraler Opiate war jedoch die Entwicklung neuer Technologien, wie implantierbare Pumpen oder Ports. Diese Verfahren ermöglichten erstmals eine hygienisch vertretbare Zufuhr von Opiaten zum Rückenmark über längere Zeiträume. Die technischen Grundlagen für eine implantierbare Pumpe zur Medikamentenzufuhr wurden bereits im Jahre 1970 entwickelt (Blackshear et al. 1970). Erste Prototypen dieses Systems wurden 1975 beim Tier (Blackshear et al. 1975) und 1977 beim Menschen (Rhode et al. 1977) implantiert, in beiden Fällen übrigens zur intravasalen Langzeitapplikation von Heparin. Der erste Einsatz von Ports für unterschiedliche Zwecke liegt sogar nur etwa 9 Jahre zurück (Niederhuber et al. 1982). Etwa zur gleichen Zeit erfolgten die ersten Implantationen von Pumpen für die intrathekale (Onofrio et al. 1981) oder peridurale Morphininfusion (Coombs et al. 1982) bei Tumorschmerz. Die erste Implantation eines derartigen Systems in Europa fand dann ein Jahr später statt (Müller et al. 1982).

Die wachsende Erkenntnis, daß bei chronischen Schmerzen, insbesondere beim häufigen Tumorschmerz, eine effiziente Behandlung eigentlich immer möglich sein sollte, wenn die bislang häufige restriktive Haltung gegenüber der Anwendung von Opiaten verlassen wird, hat sowohl die Verwendung systemischer als auch lokaler Opiate begünstigt. Die rückenmarksnahe Opiatanalgesie erhielt von vielen Autoren einen festen Platz im analgetischen Stufenschema der Tumorschmerzbehandlung zugewiesen (Müller et al. 1984, Zenz et al. 1981) (Tabelle 1).

Tabelle 1: Stufenschema der Tumorschmerztherapie unter Einbeziehung der rückenmarksnahen Opiatanalgesie

---
Stufe 1: orale periphere Analgetika
Stufe 2: orale milde zentrale Analgetika + periphere Analgetika
Stufe 3: orale starke zentrale Analgetika + periphere Analgetika
Stufe 4: parenterale starke zentrale Analgetika (präfinaler Zustand) oder lokale starke zentrale Analgetika (längerfristige Behandlung erforderlich) peridural → intrathekal → intraventrikulär

---

Grundlagen der rückenmarksnahen Analgesie

Die rückenmarksnahe Anwendung von Opiaten, vor allem im Zusammenhang mit Tumorschmerz, sei es über einen periduralen oder intrathekalen Zugang, hat innerhalb kurzer Zeit eine zunehmende Verbreitung gefunden. Dabei spielt auch eine Rolle, daß die grundlegenden Mechanismen dieses Verfahrens in den letzten Jahren aufgeklärt werden konnten (Yaksh 1981). Die heutige Definition geht von einer segmentalen Analgesie im Rückenmark aus, die durch Opiatrezeptoren im dorsalen Horn (Substantia gelatinosa, Synapsen zwischen primärer Afferenz und Ausgangsneuron der aufsteigenden Schmerzbahn) vermittelt wird und sich durch peridurale oder intrathekale Opiatinjektionen auslösen läßt. Bei der periduralen Injektion muß die Dura überwunden werden. Gleichzeitig findet ein Substanzverlust in peridurale Gefäße statt. Die Ausbreitung des Opiates erfolgt in Abhängigkeit von seiner Wasserlöslichkeit über den Liquor, wobei die Möglichkeit einer Aszension zu zerebralen Zentren mit verspätet einsetzenden Nebenwirkungen vor allem bei guter Wasserlöslichkeit, wie z.B. beim Morphin, besteht. Im Vergleich zur systemischen Opiatanalgesie sind gerade bei den hydrophilen Opiaten geringere Dosierungen erforderlich, wobei die Dosisersparnis bei intrathekal mehr als bei peridural ins Gewicht fällt. Weiterhin verändert sich die Relation von Wirkung (Analgesie) und Nebenwirkungen. Ein günstigeres Verhältnis entsteht jedoch nur, wenn der Umfang der rostralen Aszension gering ist. In dieser Hinsicht ist die Infusion sinnvoller als die Bolusgabe. Eine Steigerung der analgetischen Potenz pro Dosiseinheit gegenüber der rückenmarksnahen Analgesie ist nur noch durch eine intraventrikuläre Injektion oder Infusion von Opiat möglich. Dann ist aber zwangsläufig eine Trennung von Analgesie und zerebralen Nebenwirkungen nicht mehr möglich.

Techniken der rückenmarksnahen Analgesie

Nun kann das Ziel der längerfristigen spinalen Opiatanalgesie beim Tumorschmerz auf verschiedenen Wegen, d. h. mit unterschiedlichen Techniken, erreicht werden, wobei neben dem einfachen, nach außen abgeleiteten Katheter die bereits erwähnten Pumpen und Ports Verwendung finden.

Pumpen sind subkutan implantierbare und perkutan durch Punktion eines Einlaßseptums auffüllbare Medikamentenreservoire mit Pumpenmechanismus zur langfristigen Infusion eines Medikaments über einen Katheter an seinen Wirkort. Im Gegensatz dazu verfügen die Ports als ebenfalls subkutan implantierbare und perkutan über ein Septum punktierbare Medikamentenreservoire nicht über einen eigenen Pumpmechanismus. Diese deshalb wesentlich kleineren Implantate dienen zur Injektion oder Infusion eines Medikaments von außen über einen Katheter an den Wirkort, wobei zur Infusion eine extern am Körper mittels Gürtel oder Gurt zu tragende Pumpe mit netzunabhängiger Stromversorgung erforderlich wird. Die Konnektion einer externen Pumpe zu dem implantierten Port erfolgt zumeist über eine in die Portmembran eingestochene Nadel.

Während Periduralkatheter aus verschiedenen, heute zumeist weichmacherfreien Kunststoffen wie z. B. Polyamid oder Polyurethan hergestellt werden, bestehen intrathekale Katheter, bei denen eine Irritation der Rückenmarksnerven vermieden werden muß, in den meisten Fällen aus dem weichen Material Silikon, evtl. auch aus Polyurethan, das unter dem Einfluß der Körpertemperatur eine gewisse Weichheit erreichen soll. Ein Nachteil des Silikonkatheters besteht darin, daß wegen der mangelnden Knickfestigkeit des Materials eine besondere Wandstärke erforderlich ist, so daß selbst bei kleinem Innenlumen der Außendurchmesser groß ausfällt. So werden zur Anlage von intrathekalen Silikonkathetern dicke Tuohy-Nadeln, z. B. G 14, erforderlich. Sie hinterlassen bei Fehlpunktionen große Duradefekte und führen deshalb auch regelmäßig zu einer postoperativen Phase mit Kopfschmerzen. Bei einem später erforderlich werdenden Ziehen des Katheters kommt es oft zu Durapolstern bzw. Durafisteln, die dann plastisch gedeckt werden müssen, wenn sie auch bei längerer Kompression nicht verschwinden. Die ausgesprochen knickfesten Polyurethankatheter können über die wesentlich dünneren G-18-Kanülen gelegt werden.

Implantierbare Ports werden in der Regel als Komplettset mit dem zu dem jeweiligen Zweck erforderlichen Katheter und den entsprechenden Einführhilfen, Fixierhilfen etc. geliefert. Moderne Ports haben im Gegensatz zu ihren Vorläufern, die oft nur gering veränderte Bestandteile aus Ventrikelshuntsystemen, wie das Ommaya-Reservoir, darstellen, einen optimalen Qualitätsstandard erreicht. Damit auch unterschiedlich große (Kinder!) und dicke Patienten mit einem Port versorgt werden können, bieten manche Firmen ein ganzes Spektrum von Ports in verschiedenen Größen und Formen an.

Externe Katheter können zur Bolusinjektion über ein Bakterienfilter oder zur Infusion über eine externe Pumpe verwendet werden. Mittels der derzeit zur Verfügung stehenden externen Pumpen (z. B. Fresenius, Pharmacia, Travenol, Braun) sind alle Applikationsmuster (Bolus, Infusion, Kombination von beidem, auch mit wechselndem Zeitbezug, z. B. zirkadian) möglich.

Bei den implantierbaren Pumpen gibt es solche mit Bolusapplikation durch Fingerdruck (Cordis), mit kontinuierlicher konstanter Infusion (Infusaid) oder mit variablen, von außen verstellbaren Mustern (Medtronic, Infusaid). Manuell bediente Geräte bringen, sofern keine Dosisbegrenzung durch Refraktärzeit gegeben ist, das Risiko der Überdosierung. Oft versagen auch die mechanischen Teile nach längerer Beanspruchung. Bei konstanter Infusionsrate hat der Patient keinen Einfluß auf die Dosis. Eine Veränderung kann nur durch den Arzt, und zwar mittels Entleerung und Neufüllung, vorgenommen werden. Bei den elektronischen Pumpen mit variabler Rate gibt es bislang nur begrenzte klinische Erfahrungen.

Trotz einer Vielzahl von Einzelerfahrungen konnte bislang keine Einigung erzielt werden, welcher Applikationsort und welche Technik zu bevorzugen sei (Tabelle 2). Vergleichende Studien, vor allem im Hinblick auf Aufwand, Kosten, Annehmlichkeit für den Patienten und hygienische Vorzüge der einen oder anderen Methode, liegen nicht vor. Zwar dürften die teuren Implantate für den Patienten eine Reihe von Annehmlichkeiten mit sich bringen, bei der oft nur sehr befristeten Anwendung stellt sich jedoch die Frage, inwieweit ein derartiger Aufwand volkswirtschaftlich vertretbar ist.

Wir verfügen in unserer Klinik über eine bis zum Jahr 1979 zurückgehende Erfahrung mit der rückenmarksnahen Opiat-

Tabelle 2: Technische Möglichkeiten zur rückenmarksnahen Opiatanalgesie

---
Nach außen abgeleiteter Periduralkatheter
Teilweise untertunnelter Periduralkatheter
Nach außen abgeleiteter oder teilweise untertunnelter Intrathekalkatheter (hohes hygienisches Risiko)
Periduralkatheter komplett untertunnelt mit Port
Intrathekalkatheter komplett untertunnelt mit Port

Periduralkatheter mit implantierter Pumpe
Intrathekalkatheter mit implantierter Pumpe
---

analgesie bei Tumorschmerz, wobei implantierte Pumpen ab 1982 verwendet wurden. Im Laufe dieser Jahre kamen unterschiedliche Verfahren zur Anwendung, und die dazugehörigen Indikationen konnten, sozusagen aus der Erfahrung heraus, erstellt werden. Da auch bei unseren Patienten die verschiedenen Methoden nicht immer zum gleichen Zeitraum und oft nach vorgegebenen Kriterien ausgewählt wurden, ist bei unseren Einzelgruppen, genauso wie in anderen Studien, eine Vergleichbarkeit nur bedingt gegeben.

Bei unseren Patienten handelt es sich um solche mit unerträglichen, auf eine systemische Behandlung schlecht bzw. nur unter massiven Nebenwirkungen ansprechenden Tumorschmerzen. Alle Patienten mit malignen Schmerzen erhielten als lokales Analgetikum Morphin.

Folgende Methoden kamen zur Anwendung:

Nach außen abgeleiteter periduraler Langzeitkatheter (n = 152): Lumbal oder thorakal eingelegter Periduralkatheter, mit oder ohne kurzstreckiger Untertunnelung nach außen abgeleitet; Bolusinjektionen von Morphin mit oder ohne Zusatz von Lokalanästhetika in festgelegten Zeitabständen, eventuell auch nach Bedarf, keine zusätzlichen systemischen Analgetika; vorwiegend im stationären Bereich bei Patienten mit nur noch kurzer Lebenserwartung angewendet.

Implantierter Periduralkatheter mit Port und externer Pumpe (n = 22): Lumbal oder thorakal eingelegter Periduralkatheter, subkutan zu einem im seitlichen Oberbauch implantierten Port hin untertunnelt, Konnektion einer extern getragenen Pumpe zur kontinuierlichen Infusion von Morphin durch Einstechen einer Nadel in das Port; Bolusinjektion ebenfalls möglich, bei zumeist ambulanten Patienten angewendet, denen auch eine zusätzliche Anwendung systemischer Analgetika erlaubt wird, Lebenserwartung rechtfertigt jedoch noch nicht die Implantation einer Pumpe.

Periduralkatheter mit implantierter Pumpe (n = 18): Lumbal oder thorakal eingelegter Periduralkatheter, subkutan zu einer im seitlichen Oberbauch implantierten Pumpe hin untertunnelt; kontinuierliche Infusion von Opiat, ambulante Patienten, systemische Analgetika zusätzlich erlaubt, Lebenserwartung rechtfertigt die Implantation des relativ teuren Aggregates.

Intrathekaler Katheter mit implantierter Pumpe (n = 23): Lumbal eingelegter intrathekaler Katheter, subkutan zu einer im seitlichen Oberbauch implantierten Pumpe hin untertunnelt; kontinuierliche Infusion von Opiat, ambulante Patienten, systemische Analgetika zusätzlich erlaubt, ausreichende Lebenserwartung, extremer Opiatbedarf läßt intrathekale Infusion wegen Dosiseinsparung sinnvoll erscheinen.

Aus hygienischen Gründen wurden weder nach außen abgeleitete intrathekale Katheter noch intrathekale Katheter mit Port zum Anschluß einer extern tragbaren Pumpe verwendet. Die zuletzt genannte Möglichkeit wurde aus Kostengründen (eine implantierbare Pumpe ist teurer als eine externe Pumpe, die zudem noch bei verschiedenen Patienten wiederverwendet werden kann) von anderen Autoren empfohlen (Leavens et al. 1982; Nurchi 1984; Siegfried u. Lazorthes 1985). Wir glauben jedoch, daß externe Anteile des Pumpsystems mit einem hohen Risiko einer Meningitis einhergehen, so daß intrathekale Katheter zweckmäßigerweise mit implantierbaren Pumpen kombiniert werden sollten.

Der peridurale Zugangsweg erfordert nicht nur eine höhere Dosis als die intrathekale Applikation, bei Langzeitanwendung wird zudem die Effektivität der Analgesie durch die Ausbildung einer epiduralen Fibrose nachteilig beeinflußt. Bei der intrathekalen Anwendung, wo die Medikamentenzufuhr nicht ins Gewebe, sondern in den Liquor selbst erfolgt, ist eine Diffusionsstörung eigentlich nicht zu befürchten. Deshalb sind wir in den letzten Jahren, so wie auch andere

Arbeitsgruppen, mehr auf den intrathekalen Applikationsweg übergegangen. Für die Tatsache, daß der Prozentsatz von Tumorschmerzpatienten, die dieser Methode zugeführt wurden, in den letzten Jahren beständig abgenommen hat, gibt es eine logische Erklärung. Noch im Jahre 1983 wurden mehr als 10% der Tumorschmerzpatienten in unserer Klinik mit diesen lokalen Analgesiemethoden behandelt. Da aber in den letzten Jahren langwirkende orale Morphinpräparationen auf den Markt kamen, die eine orale Therapie auch bei Patienten möglich machten, die bislang auf diese Weise nicht behandelt werden konnten, nahm der Prozentsatz von Patienten mit lokalen Behandlungsmethoden ständig ab.

Indikationen

Die Verfahren der rückenmarksnahen Opiatanalgesie sollten nach dem oben Gesagten auch bei malignen Schmerzsyndromen auf bestimmte Situationen beschränkt bleiben. So sehen wir eine Indikation zur rückenmarksnahen Opiatanalgesie bei Malignomschmerz als Alternative zur systemischen Opiattherapie.

- wenn keine suffiziente orale Therapie möglich ist (letzten Endes jedoch immer Frage der Dosis),
- wenn eine parenterale bzw. orale Therapie mit kurzen Intervallen erforderlich ist (und damit eine geregelte Nachtruhe für den Patienten nicht mehr möglich erscheint),
- wenn massive Nebenwirkungen der systemischen Therapie auftreten (die auch nach mehreren Tagen der Therapie nicht spontan zurückgehen, wie dies in den meisten Fällen zu erwarten ist).

Zwei Gründe kommen demnach hauptsächlich für ein Überwechseln von der konventionell oralen zur lokalen Opiattherapie in Frage:

1. *Die Gabe von oralen oder parenteralen Opiaten ist in kurzen Intervallen erforderlich.* Diese Indikation betrifft vor allem Patienten, bei denen der Schritt zur parenteralen Opiatgabe bereits vollzogen wurde. Oft kann bei einem kurzen Intervall der behandelnde Arzt den Reinjektionen nicht mehr nachkommen. Aus dieser Gruppe von Patienten ergab sich bislang der größte Anteil der Problemfälle von Tumorschmerzpatienten. Mit der Entwicklung langwirkender Opiatpräparate und der Erkenntnis, daß der Übergang von oral zu parenteral so spät wie möglich vollzogen werden sollte, ist der Anteil dieser Patienten geringer geworden.

2. *Eine systemische Analgesie kann nur unter massiven Nebenwirkungen erreicht werden.* Bei etwa 5 % der Patienten mit systemischen (d. h. oralen oder parenteralen) Opiaten kann eine ausreichende Schmerzlinderung nur dann erreicht werden, wenn gleichzeitig Nebenwirkungen in Kauf genommen werden. In einem solchen Fall ist ein Versuch angezeigt, ob durch die lokale Opiatanalgesie die Häufigkeit der zumeist zerebral ausgelösten Nebenwirkungen reduziert werden kann.

Bei einer sehr kurzfristigen stationären Behandlung, z. B. bei präfinalen Patienten, genügt in der Regel der externe Periduralkatheter zur bedarfsweisen oder regelmäßigen Bolusinjektion. Die kontinuierliche rückenmarksnahe Opiatinfusion bleibt der längeren, ambulanten Behandlung vorbehalten. Die voraussichtliche Behandlungsdauer, die sich aus der individuellen Prognose des Tumorpatienten ergibt, entscheidet darüber, ob ein extern tragbares Pumpsystem oder eine implantierbare Pumpe verwendet wird. Der höhere Preis des zuletzt genannten Systems ist ab einer voraussichtlichen Überlebensdauer von mehr als einem halben Jahr durchaus gerechtfertigt.

Bei allen Patienten sollte zunächst über einen einfachen Periduralkatheter getestet werden, ob und bei welcher Dosis rückenmarksnahe Opiate analgetisch wirksam sind. Ergibt sich dabei ein Tagesbedarf von mehr als 15–20 mg Morphin peridural, sollte von Anfang an der intrathekalen Infusion mit ihrem gegenüber der periduralen Zufuhr deutlich geringeren Bedarf der Vorzug gegeben werden.

Lokal destruktive Verfahren, wie z. B. die Chordotomie, die Plexus-coeliacus- oder die intrathekale Neurolyse, haben alle sehr spezifische Indikationen und Kontraindikationen und sind damit nur für einen kleineren Anteil der Tumorschmerzpatienten geeignet. Die früher häufige Chordotomie bei malignen Schmerzen ist relativ selten geworden. Sie wird in ihrer zervikalen Form wegen des Risikos von zentralen Atemstörungen heute praktisch nicht mehr einseitig-bilateral, sondern nur noch einseitig-kontralateral vorgenommen. Damit kommt sie nicht in Frage für bilaterale oder Mittellinienschmerzen. Lokal funktionelle und damit reversible Verfahren wie die rückenmarksnahe Opiatanalgesie werden außerdem in der Regel leichter vom Patienten akzeptiert.

Zeitlicher Ablauf der Behandlung

Eines der entscheidenden Ziele der spinalen Opiatanalgesie mit Pumpen ist die ambulante Betreuung der Tumorschmerzpatienten. Bei präfinalen Patienten ist dies in der Regel nicht mehr möglich. Hier legen wir, wie schon erwähnt, einen Periduralkatheter zur Morphingabe in Form von Einzelboli, die dann konsequenterweise nach einem festen Zeitschema verabreicht werden, das jedoch nach Bedarf angepaßt werden kann.

Bei den länger und ambulant behandelten Patienten mit Pumpsystemen sollte die Phase in der Klinik, notwendig für die Implantation, so kurz wie möglich gehalten werden. Nach der Auswahl der Patienten, die in der Regel über die Schmerzambulanz erfolgt, werden die Patienten für etwa eine Woche stationär behandelt. In diesem Zeitraum wird folgendermaßen vorgegangen:

Nachweis der Wirksamkeit und Dosisfindung: Nach der stationären Aufnahme wird zunächst ein Periduralkatheter gelegt, über den steigende Dosen von Morphin (3–6 mg als Einzelbolus) verabreicht werden. Aus dem Bedarf und der Wirkungsdauer kann die tägliche Infusionsdosis, die etwa ein Drittel höher ist als die Tagesdosis bei Bolusgabe, errechnet werden. Außerdem fällt die Entscheidung, ob ein periduraler oder intrathekaler Zugang gewählt wird, wobei, wie bereits erwähnt, dem intrathekalen Weg der Vorzug gegeben wird.

Operation und erste Füllung: Die Implantation des Katheters und des Ports oder der Pumpe ist ein etwa halbstündiger chirurgischer Eingriff. Die implantierte oder externe Pumpe wird im Verlauf dieser Operation entsprechend der oben erwähnten Berechnung gefüllt.

Postoperative Anpassung der Dosis: Postoperativ kann es notwendig sein, die Tagesdosis durch Entleeren und Neufüllen der Pumpe zu verändern. Entscheidend ist dabei, wie auch bei allen anderen Neufüllungen, die Beurteilungen der Schmerzsituation durch den Patienten.

Nach der Entlassung aus der stationären Behandlung kehren die Patienten in regelmäßigen Abständen zur Auffüllung ihrer Pumpe in die Poliklinik oder Schmerzambulanz zurück. Auch dabei wird häufig eine Anpassung der Dosis vorgenommen, und andere diagnostische und therapeutische Maßnahmen im Zusammenhang mit der Grundkrankheit können eingeleitet werden.

Nach dem zeitlichen Verlauf gibt es demnach 2 grundsätzliche Voraussetzungen des Verfahrens:

1. *Klinische Behandlung:* Erste Voraussetzung ist eine Klinik, die mit dem Verfahren der Implantation von Ports und Pumpen vertraut ist. Auch für die anfängliche Gewöhnungsphase des Patienten an das neue Analgesieverfahren ist eine kurzfristige stationäre Behandlung angezeigt. Patienten mit extern tragbaren Pumpen müssen z.B. die selbständig durchzufüh-

rende Konnektion ihrer Pumpe mit dem Port (durch perkutanes Einstechen einer Nadel) erlernen.

2. *Ambulante Betreuung:* Wichtiger als die kurze operative Phase ist die danach erforderliche Notwendigkeit einer über mehrere Wochen oder Monate gehende ambulante Betreuung. Es müssen in der implantierenden Klinik auch die Voraussetzungen zur ambulanten Betreuung, am besten in Form einer Schmerzambulanz, gegeben sein. In Ausnahmefällen kann der Hausarzt die Füllung der Pumpen übernehmen.

Patientengut und Katheterplazierung

Eine Behandlung mit rückenmarksnahen Opiaten kann bei Patienten mit Malignomen unterschiedlicher Herkunft durchgeführt werden. Am sinnvollsten (von der Analgesieausbreitung her gesehen) erscheint diese Therapie beim *lumbosakralen Schmerzsyndrom*, wie es bei kolorektalen, urologischen oder gynäkologischen Tumoren mit Infiltration im kleinen Becken vorkommt. Auch bei im Oberbauch lokalisierten Schmerzen, z. B. beim Pankreastumor, ist das Verfahren sehr effektiv (hier kann die Zöliakusneurolyse alternativ eingesetzt werden). Bei paravertebralen Schmerzen, z. B. durch vertebrale Metastasen, ist ein Versuch ebenfalls indiziert. Solche Knochenschmerzen sind jedoch oft sehr resistent gegenüber einer wie auch immer durchgeführten Opiattherapie. Bei Wirbelzusammenbrüchen kann es zu einer Beeinflussung der Ausbreitung im Periduralraum bzw. zu einem Liquorstopp kommen, was sich nachteilig für die Effektivität auswirkt.

Spezielle Kontraindikationen aus dem Alter oder klinischen Zustand des Patienten ergeben sich nicht. Voraussetzung für die Punktion ist eine möglichst normale Gerinnungssituation, um nicht das Risiko eines epiduralen Hämatoms oder einer intrathekalen Blutung einzugehen. Da eines der größten Probleme aller Implantationen, die Infektion des

Fremdkörpers, immer zur Explantation zwingt und damit zum Verlust des teuren Implantates und der Analgesie führt, sollten bei der Operation alle hygienischen Kautelen strengstens beachtet werden. Eine Antibiotikaprophylaxe empfiehlt sich. Eine sich an einer anderen Körperstelle befindliche Hautinfektion (z. B. ein Dekubitus) stellt eine relative Kontraindikation dar.

Alle intrathekalen Katheter wurden lumbal eingeführt. Wenn es gelingt, den Silikonkatheter, der mit einem Drahtguide versteift eingeführt wird, an die Vorderseite des Rückenmarkes zu dirigieren, kann der Katheter in jede Höhe nach kranial vorgeschoben werden. Er sollte, genau wie der peridurale Katheter, möglichst mit der Spitze in der Region des betroffenen Spinalsegmentes liegen. Bei hoch geschobenen Intrathekalkathetern steigt natürlich das Risiko zerebraler Opiatwirkungen. – Periduralkatheter können nicht so problemlos über längere Strecken gerade in einer Richtung vorgeschoben werden. Hier sollte deshalb die Punktion möglichst nahe zum betroffenen Segment erfolgen, d. h. gegebenenfalls auch thorakal. – Bei beiden Katheterlagen ist es zwingend erforderlich, unter der Anlage eine röntgenologische Darstellung des Katheterverlaufs vorzunehmen. Hierfür darf nur wasserlösliches, für diesen Zweck zugelassenes Kontrastmittel verwendet werden.

Dosierungen und analgetische Wirkung

Setzt man die initialen lokalen Dosierungen bei der rückenmarksnahen Opiatanalgesie in Beziehung zu den vor Beginn der Therapie benötigten systemischen Opiatdosen, wobei letztere in parenterale Morphinäquivalente (mg Morphin/24 h) umgerechnet werden, ergibt sich eine Relation in der Größenordnung von $^{30}/_1$ bei intrathekaler Anwendung bzw. $^8/_1$ bei periduraler Infusion (systemischer, präoperativer zu initialem, lokalen Morphinbedarf pro Tag). Anders ausgedrückt, bei intrathekaler Gabe läßt sich im Vergleich zu einer parenteralen Zufuhr die Tagesdosis auf $1/30$, bei periduraler Gabe auf $1/8$ reduzieren. Mittlere Tagesdosen für Morphin lagen bei unserem Patientengut zwischen 3,6 (intrathekale Infusion mit implantierter Pumpe) und 11,0 mg/24 h (peridurale Infusion über Port und externe Pumpe).

Um eine kontinuierliche Schmerzunterdrückung zu erreichen, mußten in allen Gruppen die Tagesdosen angehoben werden. Nur in wenigen Einzelfällen blieben die spinalen Dosen während der gesamten Behandlung stabil. Bei den meisten Patienten kam es zu einer ganz allmählichen Dosissteigerung (in der Regel wünschten Patienten mit einer Pumpe eine geringe Dosiserhöhung zum Zeitpunkt der Neufüllung). Phasen mit sprunghafter Erhöhung des Tagesbedarfes traten vor allem in der präfinalen Phase auf. Die maximalen, in der Regel auch gleichzeitig finalen lokalen Dosen lagen im Mittel zwischen 8,3 (intrathekale Infusion) und 21,8 mg/24 h (peridurale Infusion über Port und externe Pumpe). Auf die Zeiteinheit bezogen erfolgte die rascheste Dosissteigerung (mg/24 h) bei den Patienten mit extern abgeleiteten Periduralkathetern zur Bolusinjektion. Bei einer mittleren finalen Tagesdosis von 16,0 mg ergibt sich durch die nur relativ kurze stationäre Behandlungsphase von etwa 3 Wochen bei diesen präfinalen Patienten eine tägliche Dosissteigerung von 0,58 mg/24 h. Bei den für einen wesentlich längeren Zeitraum behandelten Patienten mit Pumpen (Auswahlkriterium: Prognose des Patienten) lag dieser Faktor nur in der Größenordnung von 0,02 (intrathekale Infusion: geringste Dosissteigerung) bis 0,1 mg/24 h (peridurale Infusion über Port mit externer Pumpe).

Die analgetische Effizienz der Methode wurde durch eine Befragung der Patienten während des Krankenhausaufenthalts bzw. während jeder ambulanten Pumpenfüllung ermittelt (1 = sehr gut bis 4 = schlecht). Die so errechneten Mittelwerte lagen in allen Gruppen während der ganzen Behandlung zwischen 1,3 und 2,6. Während zum Beginn der lokalen Behandlung bei praktisch allen Patienten eine komplette Schmerzreduktion erreicht werden konnte, wurde die analgetische Wirkung in den finalen Krankheitsstadien weniger gut beurteilt, obwohl natürlich versucht wurde, auch zu diesem Zeitpunkt durch eine Dosisanpassung den Bedarf der Patienten zu decken. Am ehesten waren noch die Patienten der intrathekalen Gruppe mit der analgetischen Wirksamkeit zufrieden (höchster Mittelwert: 1,5). Die höchsten und damit ungünstigsten Mittelwerte wurden bei Patienten mit nach außen abgeleiteten Periduralkathetern (2,6) bzw. mit Periduralkatheter, Port und externer Pumpe (2,3) ermittelt.

Während den Intervallen zwischen den geplanten Neufüllungen war es den Patienten mit implantierten bzw. externen Pumpen erlaubt, falls erforderlich, zusätzlich (zumindest gelegentlich) orale Opiate einzunehmen, um eventuell auftretende Schmerzattacken unter der kontinuierlichen und unveränderlichen rückenmarksnahen Opiatinfusion zu kupieren. Die Patienten nahmen diese Gelegenheit jedoch sehr unterschiedlich wahr. Patienten mit nach außen abgeleiteten Kathetern waren ohnehin in stationärer Behandlung, so daß in dieser Gruppe einem erhöhten Bedarf in Form von kurzfristigen periduralen Nachinjektionen Rechnung getragen werden konnte. Am günstigsten sahen wiederum die Verhältnisse in der Gruppe mit intrathekalen Kathetern und implantierten Pumpen aus. Hier konnte auch während der ambulanten Behandlung eine während allen Phasen ausreichende Analgesie erreicht werden, so daß die zusätzliche Einnahme oraler Analgetika praktisch nicht erforderlich war. Patienten mit periduralen Kathetern und Pumpsystemen benötigten zu etwa einem Drittel zumindest gelegentlich zusätzlich orale Opiate. Bei den Patienten, die während der rückenmarksnahen Opiatinfusion gelegentlich orales Morphin einnahmen, erfolgte die Verschreibung aus Kontrollgründen über die Schmerzambulanz. Beim nächsten Fülltermin wurde dem erhöhten Bedarf der Patienten in Form einer Dosiserhöhung Rechnung getragen.

Aus den erforderlichen Dosierungen in den einzelnen Gruppen und aus der Beurteilung durch die Patienten konnten wir Schlußfolgerungen ziehen, die eine vergleichende Aussage zur Wirksamkeit in den unterschiedlichen Gruppen erlauben:

- Die kontinuierliche Infusion reduziert die Geschwindigkeit der Dosissteigerung (Vergleich der Dosissteigerung in den Gruppen mit kontinuierlicher Infusion und in der Gruppe mit Bolusinjektion über externen Katheter).
- Die Verwendung externer Systeme erhöht die Geschwindigkeit der Dosissteigerung (Vergleich der Dosissteigerung in den Gruppen mit komplett implantierten Infusionssystemen und in den Gruppen mit extern tragbaren Pumpen bzw. nach außen abgeleiteten Kathetern).
- Der Beginn der lokalen Therapie in einem fortgeschrittenen oder gar präfinalen Stadium der Grunderkrankung fördert die Geschwindigkeit der Dosissteigerung (Vergleich der Dosissteigerung in allen untersuchten Gruppen unter gleichzeitiger Berücksichtigung der Behandlungsdauer).
- Ein hoher präoperativer systemischer Opiatbedarf ergibt einen hohen lokalen Bedarf und fördert die Geschwindigkeit der Dosissteigerung (Vergleich von Einzelwerten in verschiedenen Gruppen).
- Die intrathekale Applikation ist analgetisch vorteilhafter als die peridurale Zufuhr. (Obwohl bei der Dosissteigerung keine wesentlichen Unterschiede gegenüber peridualen Gruppen nachweisbar waren, ergaben sich Vorteile für die intrathekale Infusion mit Hinblick auf die analgetische Effizienz und den Bedarf an systemischer Zusatzmedikation.)

Die Dosissteigerung während einer rückenmarksnahen Opiatanalgesie hat wohl verschiedene Gründe. Dazu gehören vor allem die Progression der Grundkrankheit und die Toleranzentwicklung, obwohl der Umfang der beiden Veränderungen kaum voneinander abgegrenzt werden kann. Bei der periduralen Opiatgabe kommt als zusätzlicher Faktor für eine Dosissteigerung die peridurale Fibrose (Rodin et al. 1985) hinzu. Der im Gewebe des Periduralraums liegende Katheter verursacht eine Narbenbildung, die auch die Medikamentendiffusion beeinträchtigen dürfte. Tatsächlich nimmt der Anteil des Morphins, der aus dem Periduralraum in den Liquor übertritt, im Laufe einer peridural en Behandlung ab (Müller et al. 1986). Außerdem kann die peridurale Fibrose post mortem am Sektionspräparat demonstriert (Ehring u. Boeksteger 1986) und bei den meisten Patienten durch eine Kontrastmittelinjektion in den Periduralkatheter indirekt dargestellt werden (Müller et al. 1988). In einem solchen Fall ist eine reduzierte Ausbreitung des Kontrastmittels im Periduralraum zu beobachten, die in vielen Fällen mit einem Reflux entlang dem narbig umschlossenen Katheter einhergeht.

Nebenwirkungen und Komplikationen

Während der gesamten Behandlung wurden alle Patienten nach möglichen Nebenwirkungen der spinalen Opiatmedikation untersucht bzw. befragt. Die prozentuale Rate dieser Nebenwirkungen war am höchsten in der Gruppe mit intrathekalen Kathetern, wobei einerseits typische spinale Nebenwirkungen, wie z. B. Pruritus und Harnverhaltung im Vordergrund standen und andererseits, wie bereits erwähnt, auch die höchste analgetische Effizienz beobachtet wurde. Typischerweise wurden Nebenwirkungen nur am Anfang der spinalen Therapie beschrieben. In der Regel verschwanden diese Nebenwirkungen innerhalb weniger Tage. Mit einer Ausnahme (fortgesetztes Erbrechen) konnten bei keinem der Patienten relevante Nebenwirkungen während der Langzeitbehandlung festgestellt werden. Ob es sich hier ebenfalls um einen Gewöhnungsvorgang im Sinne einer Toleranzentwicklung handelt, bleibt unklar. Der analgetische Wirkungsverlust im

Laufe der Zeit, der in der bereits erwähnten Dosissteigerung zum Ausdruck kommt, erfolgt in jedem Fall langsamer.
Technische Komplikationen waren selten in den Gruppen mit implantierten Pumpen (jeweils ein Fall von Katheterdislokation und radikulären Schmerzen durch Irritation). Bei Portsystemen kam es relativ häufig zu einer spät auftretenden Katheterobturation, was mit der Verlegung des Lumens durch ausgestanzte Partikel aus der Gummimembran zusammenhängen kann. Offensichtlich erfüllt die als nichtstanzend bezeichnete Huber-Nadel nicht immer ihren Zweck (Müller 1988). Technische Probleme waren häufig in der Gruppe mit externen periduralen Kathetern, vor allem die Dislokation (10%).

Fast ein Drittel der Patienten mit einfachen, nach außen abgeleiteten Periduralkathetern entwickelte milde bis mäßige Zeichen einer lokalen Hautinfektion an der Eintrittsstelle des Katheters. Obwohl in keinem der Fälle Anzeichen einer generellen Infektion oder Meningitis beobachtet wurden, erfolgte unter diesen Bedingungen die Entfernung des Katheters und die Neuanlage in einem anderen Intervertebralraum. Die bei anderen Untersuchern geringeren Zahlen von Hautinfektionen bei langliegenden Periduralkathetern lassen sich dadurch erklären, daß die von manchen Autoren vorgenommene Abgrenzung zwischen einer Hautreizung durch den Katheter und einer tatsächlichen Infektion sehr problematisch ist. In jedem Fall muß bei einer Hautinfektion auch mit einer Ausbreitung in die Tiefe und der Ausbildung einer Meningitis gerechnet werden (Ansuategui 1983). Leichte Hautinfektionen haben wir gelegentlich auch oberhalb eines implantierten Ports gesehen, und zwar dann, wenn die Nadel für mehr als 2 Tage im Port stecken gelassen wurde. Bei unseren Patienten mit internen Pumpen mußten wir in einem Fall eine Explantation vornehmen, da es unmittelbar nach Implantation zu einer Pumpentascheninfektion gekommen war.

Abwägung der verschiedenen Verfahren

Ohne Zweifel ist die Verwendung einer implantierten Pumpe das für den Patienten angenehmste Verfahren, das, abgesehen von festgelegten Füllungsterminen, am wenigsten Aufmerksamkeit von Seiten des Patienten erfordert. Nach außen abgeleitete Katheter bzw. außen am Körper getragene Geräte setzen dagegen mehr Aufmerksamkeit voraus. Interessanterweise reagiert der Patient auf die mangelnde Ablenkung und die ständige Konfrontation mit seinem System mit einer rascheren Steigerung der Opiatdosierungen. Beim Vergleich der Kathetersysteme erweist sich der intrathekale Zugang als analgetisch überlegen, auch wenn damit die nur initial nachweisbaren Nebenwirkungen stärker ausgeprägt sind.

Ob die nachweisbare peridurale Fibrose eine Rolle bei der Dosissteigerung im Laufe der Behandlung spielt, läßt sich aus der Progression derselben nicht ersehen, kann aber indirekt, z. B. über Spiegelbestimmungen im Liquor, vermutet werden. Vor allem der einfachste Weg, der nach außen abgeleitete Periduralkatheter, ist mit einer hohen Rate von technischen und hygienischen Komplikationen behaftet. Diese sind jedoch nicht immer von großer klinischer Bedeutung, da ja jederzeit ein neuer Katheter gelegt werden kann. Über den zwangsläufig hohen Aufwand, der entsteht, wenn ein ambulanter Patient mit einem externen Katheter durch den Hausarzt betreut wird, können wir nur mutmaßen, da alle unsere Patienten mit externen Systemen stationär behandelt wurden.

Der Hauptvorwurf gegenüber implantierten Systemen ist der hohe Preis, der natürlich in Beziehung zu den Kosten bei täglicher Betreuung durch einen Hausarzt gesetzt werden muß. Wir haben die Kosten bei unseren Patienten mit externen oder implantierten Pumpen ermittelt. Es handelt sich dabei um insgesamt 63 Patienten, bei denen 72 Operationen zur Implantation (in manchen Fällen wurde vor der eigentlichen Pumpenimplantation ein Port zum Austesten verwendet) oder chirurgischen Revision durchgeführt wurden. Die

Behandlungsdauer in der Klinik belief sich auf 522 Tage, während die ambulante Betreuung über 10505 Tage erfolgte. Dabei wurden 572 ambulante Pumpenfüllungen vorgenommen. Die Materialkosten betrugen 435000 DM, und die Kosten für klinische oder ambulante Betreuung beliefen sich auf 225000 DM. Daraus ergeben sich Gesamtkosten für einen Patienten von 10476 DM im Mittel und als Tageskosten etwa 60 DM. Unserer Meinung nach ist dies eine vernünftige Relation zwischen Kosten und Effizienz, wobei noch berücksichtigt werden muß, daß alle von uns behandelten Patienten bei einer konventionellen Schmerztherapie keine ausreichende Schmerzlinderung erfahren hätten.

Literatur

Ansuategui M (1983) Cuadro de meningitis en un paciente tradado con morfina epidural. Rev Espan Anesth 30:60–61
Behar M, Olshwang D, Magora F, Davidson JT (1979) Epidural morphine in treatment of pain. Lancet I:527–529
Blackshear PJ, Dorman FD, Blackshear PL, Varco RL, Buchwald H (1970) A permanently implantable self-recycling low flow constant rate multipurpose infusion pump of simple design. Surg Forum 21:136
Blackshear PJ, Rhode TD, Varco RL, Buchwald H (1975) One year of continuous heparinization in a dog using a totally implantable infusion pump. Surg Gynecol Obstet 141:176–186
Coombs DW, Saunders RL, Gaylor MS, Pageau MG (1982) Epidural narcotic infusion reservoir: implantation technique and efficacy. Anesthesiology 56:469–473
Ehring E, Boeksteger A (1986) Morphologisch-histologische Veränderungen durch kontinuierliche Periduralanalgesie bei einem Karzinompatienten. Reg Anaesth 9:46–48
Hughes J, Smith TW, Kosterlitz HW, Fothergill LA, Morgan BA, Morris HR (1975) Identification of two related pentapeptides from the brain with potent opiate agonist activity. Nature 258:577–579
La Motte C, Pert CB, Snyder SH (1976) Opiate receptor binding in primate spinal cord. Brain Res 112:407–412
Leavens M, Stratton-Hill C, Cech D, Weyland J, Weston J (1982) Intrathecal and intraventricular morphine for pain in cancer patients. J Neurosurg 56:241–245

Müller H, Zierski J (1988) The Huber needle as a special canula for puncture of implanted ports and pumps – an error in many variations. Klin Wochenschr 66:963–969

Müller H, Vogelsberger W, Aigner K, Herget HF, Hempelmann G (1983) Kontinuierliche peridurale Opiatapplikation mit einer implantierten Pumpe. Reg Anaesth 6:47–51

Müller H, Aigner K, Worm I, Lobisch M, Brähler A, Hempelmann G (1984) Langzeit-Erfahrungen mit der kontinuierlichen peridualen Opiatanalgesie mittels implantierter Pumpen. Anaesthesist 33:433–439

Müller H, Gips H, Krumholz W, Zierski J, Lüben V, Hempelmann G (1986) Pharmakokinetik der kontinuierlichen peridualen Morphininfusion. Anaesthesist 35:672–678

Müller H, Schnorr C, Zierski J, Hempelmann G (1988) Rückenmarksnahe Medikamenteninfusion bei Schmerzen durch maligne Tumoren oder Spastizität. Med Welt 39:829–834

Niederhuber JE, Ensminger W, Gyves JW, Liepman M, Doan K (1982) Totally implanted venous and arterial access system to replace external catheters in cancer treatment. Surgery 92:706–712

Nurchi G (1984) Use of intraventricular and intrathecal morphine in intractable pain associated with cancer. Neurosurgery 15:801–803

Onofrio BM, Yaksh TL, Arnold PG (1981) Continuous low-dose intrathecal morphine administration in the treatment of chronic pain of malignant origin. Mayo Clin Proc 56:516–520

Pert CB, Snyder SH (1973) Opiate receptor: demonstration in nervous tissue. Science 179:1011–1014

Rhode TD, Blackshear PJ, Varco RL, Buchwald H (1977) Protracted parenteral drug infusion in ambulatory subjects using an implantable infusion pump. Trans Am Soc Artif Organs 23:13–16

Rodin BA, Cohen FL, Bean WL, Martyak SN (1985) Fibrous mass complication epidural morphine administration in the treatment of chronic pain of malignant origin. Neurosurgery 16:68–70

Siegfried J, Lazorthes Y (1985) La neurochirurgie functionelle de l'infirmite motrice d'origin cerebrale. Neurochirurgie [Supp] 1 31:1–118

Simon EJ, Hiller JM, Edelman I (1973) Sterospecific binding of the potent narcotic analgesic 3H-etorphine to rat-brain homogenate. Proc Natl Acad Sci USA 70:1947–1949

Terenius L (1973) Sterospecific interaction between narcotic analgesics and a synaptic plasma membrane fraction of rat cerebral cortex. Acta Pharmacol Toxicol 32:317–320

Wang JK, Nauss LA, Thomas JE (1979) Pain relief by intrathecally applied morphine in man. Anesthesiology 50:149–150

Yaksh TL (1981) Spinal opiate analgesia: characteristics and principles of action. Pain 11:293–346

Yaksh TL, Müller H (1982) Spinal opiate analgesia. Experimental and clinical studies. Springer, Berlin Heidelberg New York

Yaksh TL, Rudy TA (1976) Analgesia mediated by a direct spinal action of narcotics. Science 192:1357–1358

Zenz M, Piepenbrock S, Hüsch M, Schappler-Scheele, Neuhaus R (1981) Erfahrungen mit längerliegenden Periduralkathetern – Peridurale Morphinanalgesie bei Karzinompatienten. Reg Anaesth 4:26–30

Neurochirurgische Verfahren der Schmerzausschaltung

J.C.W. KIWIT

Einleitung

Nach der Einführung von Morphinsulfattabletten (MST-Mundipharma) in der analgetischen Behandlung von Patienten mit Tumorschmerzen ist der Einsatz neurochirurgischer Behandlungsverfahren im Rahmen der an unserer Universität bestehenden interdisziplinären Schmerzambulanz deutlich zurückgegangen (Kiwit u. v. Matthiesen 1987). Dennoch bleiben einige wenige Schmerzsyndrome Domäne neurochirurgischer Therapie, wobei in absteigender Häufigkeit die Thermokoagulation des Ganglion Gasseri, die hohe perkutane Chordotomie und die Einlage intraventrikulärer Katheter zur Morphinapplikation über ein Reservoir durchgeführt werden. Die Indikationen und Behandlungsprinzipien dieser Eingriffe werden im folgenden vorgestellt.

Thermokoagulation des Ganglion Gasseri

Neben der Therapie der idiopathischen Trigeminusneuralgie (Tic douloureux) wird die Thermokoagulation des Ganglion Gasseri bei Patienten mit infiltrierenden Karzinomen des Gesichtsschädels, der Parotis und der inframandibulären Lymphknoten mit unerträglichen Schmerzsyndromen des 2. und 3. Trigeminusastes angewandt. Wir führen pro Jahr zwischen 10 und 20 dieser Eingriffe durch. Hierbei bedienen wir uns der Technik der perkutanen Punktion des Ganglion Gasseri nach Härtel, das über den Austritt des N. mandibularis durch das Foramen ovale aufgesucht wird.

Nach Lokalanästhesie der Wange wird unter Bildwandlerkontrolle die nicht isolierte Spitze der Elektrokoagulationsnadel bis zu den präganglionären Fasern vorgeschoben. Die Nadelspitze projiziert sich in der seitlichen Aufnahme etwa 5–10 mm unterhalb der Sella in Höhe der Clivuskante. Der Patient gibt bei Eindringen der Nadel normalerweise einen stechenden Schmerz an, und es kann eine kurze Kontraktion des M. masseter beobachtet werden. Nach sorgfältiger Aspiration, um eine Fehlplazierung der Nadel in der A. carotis interna oder dem Sinus cavernosus auszuschließen, folgt nun eine elektrische Stimulation mit Rechteckimpulsen von 1 ms Dauer. Wir wählen normalerweise eine Frequenz von 75 Hz und steigern die Spannung von 0,1 bis 0,4 V. Die Reproduktion des Schmerzmusters bestätigt die exakte Lage der Nadel, die anderenfalls noch etwas weiter vorgeschoben werden muß. In einer Barbituratkurznarkose wird bei korrekter Nadelposition die Elektrokoagulation durchgeführt; wir wählen normalerweise eine Nadelspitzentemperatur von 90°C über 90 s. Während der Koagulationsphase kann oft eine Rötung des Versorgungsbezirks des entsprechenden Nervenastes beobachtet werden, die durch eine Stimulation der mit dem Trigeminus verlaufenden Vasodilatatoren zu erklären ist. Nach Erwachen des Patienten aus der Kurznarkose wird das Ausbreitungsmuster der Analgesie, die Masseterfunktion, die Funktion der äußeren Augenmuskeln sowie der mimischen Muskulatur untersucht und protokolliert. Ist die Analgesie im gewünschten Segment unvollständig, kann ohne eine zusätzliche Narkose noch eine zweite Koagulation angeschlossen werden.

Die Risiken des Eingriffs sind gering. Komplikationen können sich aus einer Nadelfehlplazierung im Sinus cavernosus oder der A. carotis interna ergeben, was durch sorgfältige Aspiration auszuschließen ist. Wir haben bei unseren Patienten in keinem Fall eine Punktion der Arterie beobachten können. Ein höheres Risiko liegt in der Mitbeteiligung des 1. Astes des N. trigeminus (N. ophthalmicus) mit einem konsekutiven Verlust des Kornealreflexes und der Gefahr einer Keratitis. Eine komplette Analgesie des 1. Astes mit völligem

Ausfall des Reflexes ist selten, ihre Häufigkeit wird in der Literatur mit etwa 1–5% angegeben (Tew 1982). Kommt es zu dieser Komplikation, muß in enger Zusammenarbeit mit dem Ophthalmologen der Gefahr der Erblindung durch eine Keratitis begegnet werden; zunächst werden weiche Kontaktlinsen und eine penible Augenhygiene verordnet. Reicht dies nicht aus und kommt es zu rezidivierenden Keratitiden, muß eine Tarsorrhapie durchgeführt werden.

Ein Problem des Behandlungskonzeptes liegt in der Tendenz zur Reinnervation der zerstörten Nervenfasern, die 1–2 Jahre nach dem Eingriff auftreten kann, ein Zeitraum, der jedoch im Falle der Tumorschmerzpatienten nicht von praktischer Bedeutung ist.

Hohe perkutane Chordotomie

Das Prinzip dieses Eingriffes liegt in einer selektiven Destruktion von Schmerzfasern im Tractus spinothalamicus lateralis, in dem über 80% der aufsteigenden Schmerzafferenzen verlaufen. Dieses Bahnsystem nimmt einen Großteil des vorderen Rückenmarksquadranten ein und ist neuroanatomisch so aufgebaut, daß die aufsteigenden sakralen Fasern dorsolateral unmittelbar vor den Lig. dentata und die zervikalen Fasern ventromedial vor dem Vorderhorn liegen (Abb. 1). Daraus ergibt sich, daß sich der Eingriff besonders für inkurable Schmerzzustände der unteren Körperabschnitte eignet, da hier das Risiko einer unbeabsichtigten Läsion des Tractus pyramidalis am geringsten ist. Wir führen pro Jahr etwa 3–4 dieser Eingriffe bei Patienten mit infiltrierenden Karzinomen der Becken- und Thoraxwand durch.

Verschiedene Zugangswege sind in der Literatur beschrieben: Lin et al. (1966) bevorzugen einen ventralen transdiskalen Zugang, Crue et al. (1968) einen dorsalen transmedullären, während wir an unserer Klinik ausschließlich den lateralen Zugang nach Rosomoff benutzen. Dies ermöglicht

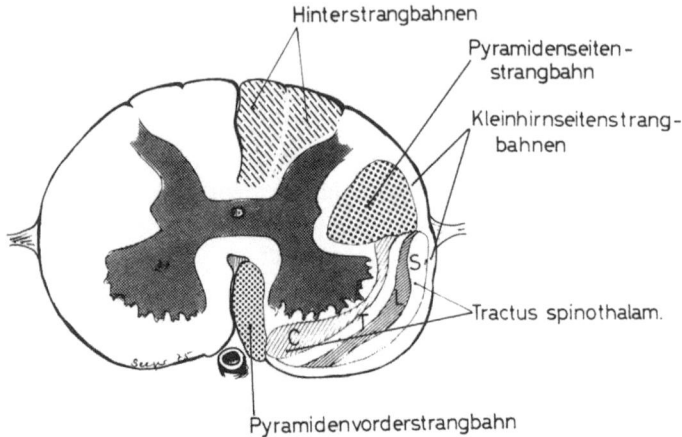

Abb. 1. Querschnitt durch das zervikale Rückenmark mit auf- und absteigenden Bahnsystemen. Die sakralen Fasern des Traktus spinothalamicus lateralis liegen dorsolateral, die zervikalen Fasern ventromedial

nicht nur eine bessere Korrektur der Nadelspitzenposition, sondern gestattet auch eine sofortige Röntgenkontrolle. Der Zielpunkt der Nadel liegt in Höhe des Tractus spinothalamicus lateralis zwischen dem 1. und 2. Halswirbelkörper. Am nur örtlich betäubten Patienten wird in Rückenlage der Liquorraum von lateral punktiert und das zervikale Myelon mit Kontrastmittel dargestellt.

Eine Impendanzmessung zeigt bei der Passage durch den Liquorraum und dem Eindringen in das Myelon ansteigende Werte von etwa 200–500 Ω. Die Nadel wird nun auf den vorderen Quadranten des Myelons vorgeschoben und zunächst eine Stimulation mit Rechteckimpulsen von 1 ms Dauer mit 50–100 Hz und 0,1–0,5 V durchgeführt. Der Patient gibt nun kontralaterale Kribbel- und Temperaturempfindungen an, die sich mit dem Schmerzausbreitungsmuster decken sollen. Zur Kontrolle wird eine niederfrequente Reizung bei 5–10 Hz durchgeführt. Liegt die Nadelspitze in der Nähe des Vorderhorns oder der Pyramidenbahn, können ipsilaterale motorische Kontraktionen beobachtet werden, die Nadellage ist dann zu korrigieren. Bei korrekter Nadellage wird die Koagulation mit der Thermosonde durchgeführt. Wir koagulieren mit 90 °C in 20 Sekundenintervallen. Nach dem Intervall wird eine sorgfältige neurologische Untersuchung vorgenommen, in der die Ausbreitung der kontralateralen Analgesie und die motorischen Funktionen protokolliert werden. Normalerweise ist es nicht notwendig, länger als insgesamt 60 s zu koagulieren.

Die Risiken des Eingriffs sind bei sorgfältiger Indikationsstellung und Einhaltung des Behandlungsprotokolls gering. Unter den 10 Patienten, die wir von 1984 bis 1987 behandelten, sahen wir keine Paresen. Blasenentleerungsstörungen und leichte ataktische Gangstörungen wegen Mitbeteiligung des Tractus spinocerebellaris waren transienter Natur. Bilaterale Chordotomien werden von einigen Neurochirurgen durchgeführt, wir wenden dieses Verfahren wegen möglicher Phrenikusläsionen, des vermehrten Auftretens von Schlafapnoeattacken, häufiger orthostatischer Hypotension und des erhöhten Risikos permanenter Blaseninnervationsstörungen nicht an und haben uns auf einseitige Schmerzsyndrome beschränkt.

Auch bei der hohen perkutanen Chordotomie kommt es nach einem Zeitraum von 1–2 Jahren bei etwa 50 % der Patienten zum Wiederauftreten von Schmerzen (Sindou u. Daher 1988), so daß der Eingriff nur bei Karzinompatienten mit beschränkter Lebenserwartung – hier allerdings mit sehr gutem Erfolg – durchgeführt wird.

Intraventrikuläre Opiatapplikation

In ausgewählten Einzelfällen bietet sich bei Patienten mit therapieresistenten, stärksten Karzinomschmerzen die Anlage eines intraventrikulären Shunts an, der mit einer intraklavikulär subkutan fixierten Opiatapplikationspumpe konnektiert wird (Lutze et al. 1988). Wir haben dieses System im Jahr 1988 lediglich bei 2 Patienten, hier jedoch mit gutem Erfolg, implantiert.

In Intubationsnarkose wird intraklavikulär rechts eine Secor-Pumpe (Cordis GmbH, 4006 Erkrath) implantiert. Der ableitende Schenkel des Systems wird retroaurikulär subkutan bis nach hochfrontal rechts geführt. Nach Anlage eines hochfrontalen Bohrlochs über der rechten Kranznaht, Koagulation der Dura und Vorschieben eines handelsüblichen Ventrikelkatheters in das rechte Vorderhorn wird dieser über ein Rickham-Reservoir mit dem ableitenden Schenkel der Pumpe konnektiert (Abb. 2). Der Eingriff dauert etwa 40 min.

Die Pumpe wird mit einer Morphium-NaCl-Lösung mit einer Konzentration von 1 mg/ml gefüllt. Jeder Hub der manuell zu betätigenden Pumpe fördert 0,1 ml Flüssigkeit, so daß mit jedem Hub 0,1 mg Morphin intraventrikulär appliziert werden. Beide Patienten benötigten zwischen 0,5 und 1 mg Morphin (5–10 Hübe) pro Tag und waren im Beobachtungszeitraum des stationären Aufenthalts von etwa einer Woche hierunter schmerzfrei.

Komplikationen sahen wir keine, denkbar wäre lediglich eine Morphinüberdosierung mit konsekutiver Atemdepression.

Zusammenfassung

Die neurochirurgische Therapie chronischer Schmerzzustände hat heute nur noch eine untergeordnete Bedeutung. Die vorgestellten Behandlungsverfahren sind bei Patienten, denen mit oralen Analgetika nicht oder nur unzureichend geholfen werden kann, angezeigt. Sie sind effektiv und haben bei sorgfältiger Einhaltung der Behandlungsprinzipien geringe Nebenwirkungen. Eine Hospitalisation ist nur für wenige Tage erforderlich, auch ein schlechter Allgemeinzustand ist keine Kontraindikation für die genannten Verfahren.

Neurochirurgische Verfahren der Schmerzausschaltung 77

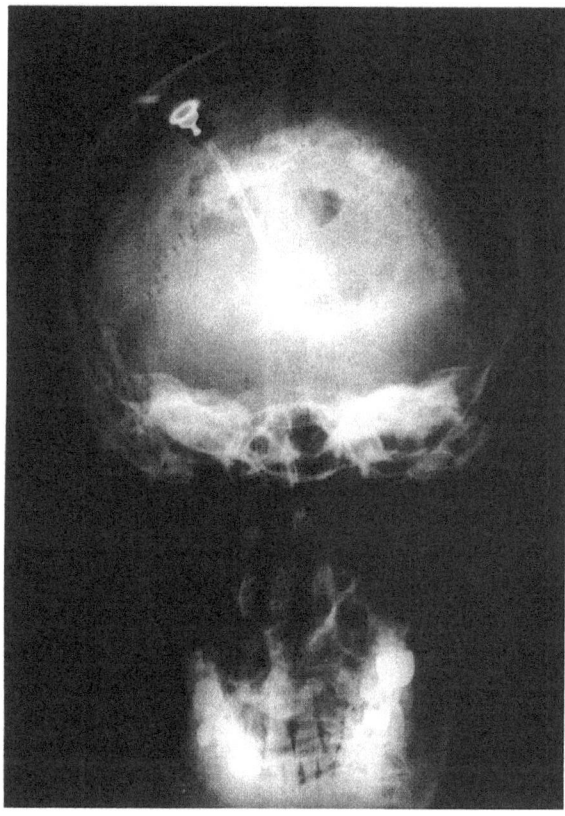

Abb. 2. Schädelaufnahme a.p. bei implantierter Opiatapplikationspumpe (Secor-Pumpe). Der ableitende Schenkel des Systems projiziert sich auf den 3. Ventrikel, in einem hochfrontalen Bohrloch (*rechts*) liegt ein Rickham-Reservoir

Literatur

Crue BL, Todd EM, Carregal EJA (1968) Posterior approach for high cervical percutaneous radiofrequency cordotomy. Confin Neurol 30:11–52

Gildenberg PL, Zanes C, Flitter MA, Lin PM, Lautsch EF, Truex RC (1969) Impendance measuring device for detection of penetration of the spinal cord in anterior percutaneous cervical cordotomy. Technical note. J Neurosurg 30:87–92

Härtel F (1914) Über die intrakranielle Injektionsbehandlung der Trigeminusneuralgie. Med Klin 10:582–584

Kiwit JCW, v Matthiesen H (1987) Medical and neurosurgical pain therapy for tumor patients. In: Bock WJ, Wechsler W, Beck L, Grundmann E (eds) Experimental neurooncology, brain tumor and pain therapy. Fischer, Stuttgart (Cancer campaign, vol 10, pp 319–325)

Lin PM, Gildenberg PL, Polakoff PP (1966) An anterior approach to percutaneous lower cervical cordotomy. J Neurosurg 25:553–560

Lutze M, Kaden B, Weigel K, Brock M (1987) Schmerzbehandlung – Intraventrikuläre Opiatapplikation mit implantierten Medikamentenpumpen. Dtsch Ärzteblatt 84:1583–1586

Rosomoff HL, Carroll F, Brown J, Sheptak P (1965) Percutaneous radiofrequency cervical cordotomy: technique. J Neurosurg 23:639–644

Sindou M, Daher A (1988) Spinal cord ablation procedures for pain. In: Dubner R, Gebhardt GF, Bond MR (eds) Proceedings of the Vth World Congress on Pain. Elsevier, Amsterdam, pp 477–495

Tew JM (1982) Treatment of trigeminal neuralgia by percutaneous rhizotmy. In: Youmans JR (ed) Neurological surgery. Saunders Philadelphia, pp 3564–3579

*Patientenführung bei Krebsschmerz**

J. SCHARA

Einführung

Ein Krebskranker, der starke Schmerzen hat, ist vom Sterben bedroht. Er fühlt das instinktiv, auch wenn er seine Diagnose nicht weiß. Er sucht Hilfe nicht nur für seine körperliche, sondern auch für seine seelische Not. „Das Sterben ist ein Prozeß, an dem nicht nur der Sterbende, sondern auch alle Mitlebenden beteiligt sind: durch Nähe und Hilfe, durch Fluchtversuche, durch Bejahung und Protest, dadurch, daß sie ihre Ohnmacht miteinander teilen." [24]. Sterben ist ein zwischenmenschliches Geschehen, das zwischen dem Sterbenden und seinen Helfern stattfindet und beide fordert, weil das Sterben ein einmaliger Vorgang ist.

Senn nennt drei Gründe, weshalb wir alle vor dem Sterbebett ausweichen: „Die Angst vor dem eigenen Tod, die möglichen Fragen des Patienten, das plötzliche Erfassen der Grenzen unserer Medizin" [23]. „Der Tod ist ein Problem der Lebenden, tote Menschen haben keine Probleme", heißt es bei Norbert Elias [7, S. 10]. Aber „weil der Tod (uns) als Mahnzeichen des eigenen Todes erscheint", sind wir gewöhnlich unfähig, „Sterbenden diejenige Hilfe zu geben, diejenige Zuneigung zu zeigen, die sie... am meisten brauchen" [7, S. 19]. Der Helfer selbst hat Widerstände zu überwinden, wenn er einen Krebspatienten, der sichtbar an seinem Krebs stirbt, betreuen soll.

Der Krebsschmerz ist nicht nur ein körperliches Problem. Daher kann seine Therapie auch nicht allein mit Medikamen-

---

* Zuerst veröffentlicht in: Doenicke A (Hrsg) (1986) Schmerz – eine interdisziplinäre Herausforderung. Springer, Berlin Heidelberg New York Tokyo

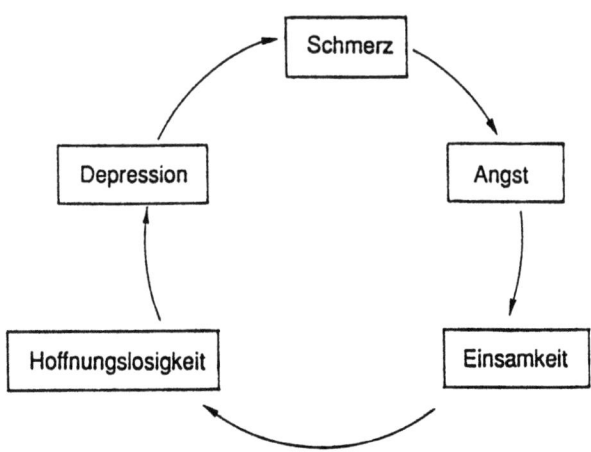

Abb. 1. Krebsschmerzspirale. Schmerz, Angst, Depression verstärken sich in Wechselwirkung

Tabelle 1. Beeinflussung der Schmerzschwelle. (Aus [28])

Schmerzen verstärkt	Angst	Soziale Abhängigkeit
	Traurigkeit	Sorgen
	Depression	Schlaflosigkeit
	Introversion	
	Isolation	
Schmerzen verringert	Sorglosigkeit	Zeit
	Schlaf	Beschäftigung
	Verständnis	Hoffnung
	Familie	Anxiolytika
	Zuwendung	Antidepressiva

ten erfolgen. Die Behandlung der emotionalen Befindlichkeit des Krebspatienten gehört dazu, wenn wir ihn aus der Krebsschmerzspirale: Schmerz, Angst, Einsamkeit, Hoffnungslosigkeit, Depression, Schmerzverstärkung, Angstverstärkung, Verstärkung der Hoffnungslosigkeit, der Depression usw. herausholen wollen (Abb. 1). Wenn wir wissen, was Schmerz verstärkt, so können wir uns auch darauf einstellen, was die

Schmerzen verringert (Tabelle 1). Nicht das Symptom *Schmerz* soll behandelt werden, sondern der Mensch, der Schmerzen hat. Wenn ein Leben zu Ende geht, sind nicht die seelenlosen Macher gefragt, sondern der Mitfühlende als Nächster. Wer als Arzt nur darauf aus ist, den Krebs auszurotten, gibt seinen Patienten Steine statt Brot.

Die Psychologie des Sterbenden

Die Psychologie des Sterbenden ist erfahrbar. Ich habe viel gelernt aus zwei Büchern: aus dem Bericht von Peter Noll „Diktate über Sterben und Tod" [18] und dem von Jean Cameron „Heute will ich leben" [4]. Es sind Aufzeichnungen von an Krebs Erkrankten, die um ihr Schicksal wußten und die daran gestorben sind. Bekannt sind die Arbeiten von Elisabeth Kübler-Ross [12, 13]. In ihrem 1969 erschienenen Buch „On Death and Dying", deutsch: „Interviews mit Sterbenden" [12], berichtet sie von den Phasen, die ein Sterbender bis zur Annahme seines Sterbens durchläuft, wenn er mit der Wirklichkeit seines bevorstehenden Todes konfrontiert wird. Sie hat in ihren langen Gesprächen mit Sterbenden 5 Phasen herausgearbeitet (Tabelle 2). Von vielen ist sie deswegen hochgelobt worden, aber viele kritisieren sie auch: diese Phasen seien willkürliche Konstruktionen, denn so liefe die psychische Annahme des Todes nicht ab. Elisabeth Kübler-Ross hat jedoch selber dargestellt, daß die Phasen des Sterbens

Tabelle 2. Die fünf Phasen des Sterbens (Die Angst vor dem Tod). (Aus [12])

Erste Phase:	Nicht wahrhaben wollen und Isolierung
Zweite Phase:	Zorn gegen Gott, gegen das Schicksal (warum mir?)
Dritte Phase:	Verhandeln, Bitte um Aufschub (noch nicht, später)
Vierte Phase:	Depression, Hoffnungslosigkeit, Trauer
Fünfte Phase:	Zustimmung, Einwilligung in das Sterben

Phasen sind, „die der Mensch durchzumachen hat, wenn er eine unheilvolle Nachricht erhält: Es sind Verteidigungsmechanismen im psychiatrischen Sinn, Mechanismen zur Bewältigung extrem schwieriger Situationen. Sie alle wirken unterschiedlich lange Perioden hindurch, lösen einander oft ab, existieren aber auch nebeneinander" [12, S. 94]. Es sind dies die psychologischen Mechanismen der Verlustbewältigung. Wenn ich etwas mir besonders Wertvolles verliere, so reagiere ich damit: „Das kann doch nicht wahr sein", und: „Warum passiert gerade mir das", und: „Hätte das nicht ein bißchen später kommen können", und erst nach langem komme ich dazu, mir zu sagen: „Weg ist weg".

Der Verlust des eigenen Lebens ist der größte Verlust, der uns treffen kann. Mit unserem Leben verlieren wir alles, alle Freunde, alle Verwandten und überhaupt alles, was uns das Leben lieb und teuer macht [4, S. 131]. Sterbebewältigung ist Verlustbewältigung. Und da dies so schwierig ist, nehmen Verleugnung, Aggression und Trauer in dem psychischen Befinden der Sterbenden so großen Raum ein.

Über die Einsamkeit des Sterbenden

Der Sterbende selber ist einsam. Das war früher anders, als sich Geburt und Tod in der Großfamilie abspielten und so die Sterbenden in das tägliche Leben einbezogen wurden. Wir schieben den Tod heute in unsere Krankenhäuser ab. So sind Sterbende weitgehend deren Obhut überlassen, und oft kümmern sich auch nächste Angehörige nur am Rande um sie. Das hängt sicher zusammen mit der unbewältigten eigenen Angst vor dem Tode. Das muß nicht so sein. Wir erinnern uns an Mozarts Brief aus dessen letztem Lebensjahr: „Da der Tod der wahre Endzweck unseres Lebens ist, so habe ich mich mit diesem wahren, besten Freund des Menschen so bekannt gemacht, daß er nichts Schreckendes mehr für mich hat, sondern recht viel Beruhigendes und Tröstendes, und ich danke meinem Gott, daß er mir vergönnt hat, ihn als den Schlüssel zu unserer wahren Glückseligkeit kennenzulernen. Wird doch kein Mensch sagen, daß ich mürrisch oder traurig wäre" [9]. Nicht die Dauer unseres Lebens ist entscheidend, sondern ob es erfüllt war.

Ein erfülltes, dadurch in sich ruhendes Leben hat wenig Angstpotentiale. Aber nur wenige Menschen haben so viel Ruhe in sich, daß sie die weitergeben können. Daher sehen wir so oft in der Gegenwart eines Sterbenden eine eigentümliche Verlegenheit der Lebenden. „Sie wissen oft nicht recht, was zu sagen. Für die Sterbenden selbst kann das recht bitter sein, noch lebend, sind sie bereits verlassen" [7, S. 39]. Einsamkeit bedeutet Alleinsein. Man kann auch allein sein mitten zwischen anderen, wenn man denen gleichgültig ist [7, S. 98]. In der Einsamkeit zeigt sich, „wie fundamental die Bedeutung der Menschen für Menschen ist und wie Sterbende sich fühlen müssen, wenn sie von den Lebenden aus deren Gemeinschaft ausgeschlossen werden" [7, S. 90].

Die Bedürfnisse des Menschen im Sterben

Die Bedürfnisse der Sterbenden sind keine anderen als die der Lebenden. Aber beim Sterbenden sind diese Bedürfnisse intensiver, ihre Erfüllung ist lebensnotwendiger. Wenn das Leben plötzlich beschränkt ist, läßt sich die Erfüllung nicht mehr in die Zukunft projizieren. Der Sterbende muß seine Selbstbestätigung jetzt und hier erfahren. Die objektiven Bedürfnisse jedes Menschen sind die nach Achtung, nach Liebe, nach Sicherheit (Geborgenheit) und nach Selbstverwirklichung (Ichfindung) [20] (Tabelle 3). Für uns moderne Menschen ist unser Bedürfnis nach Selbstverwirklichung entscheidend. Wir fordern, solange wir entscheidungsfähig sind, auch Entscheidungsfreiheit. Charakteristisch dazu Peter Noll, der Schweizer Strafrechtler, der für eine bei ihm gefundenes Blasenkarzinom, zu dessen Sanierung eine einschneidende Ope-

Tabelle 3. Bedürfnisse der Sterbenden. (Aus [20])

Bedürfnisse	Das Recht des Menschen auf seinen eigenen Tod und auf ein individuelles Sterben
des Körpers	Schmerzen/Atemnot/Durst Respiratorpatient: Angst vor dem Aussetzen des Respirators
nach Sicherheit	Ängste (intensive care syndrom)/Kompetenz/Notfallhilfe/Ehrlichkeit der Information Herzpatient: Verunsicherung durch Miterleben des Sterbens anderer
nach Liebe	Soziale Zärtlichkeit/Körperkontakt (die Körpersinne schwinden zuletzt)/Teilnahme der Familie und Freunde
nach Achtung	Ernstnahme des Todeswillens/Gleichwertigkeit des Sterbenden mit den Genesenden/Anerkennung als Mensch (auch geschlechtlich)
nach Selbstverwirklichung	Wahrheit am Krankenbett/Individuation/Entscheidungsfreiheit Dialysepatient: Vermeidung zweifelhafter Lebensverlängerungen bzw. falscher Erwartungen

ration erforderlich gewesen wäre, die Behandlung ablehnte in der Überlegung: „Ich will nicht in die chirurgisch-urologisch-radiologische Maschine hineinkommen, weil ich dann Stück um Stück meiner Freiheit verliere" [18, S. 11]. Sein weit verbreitetes Buch „Diktate über Sterben und Tod" enthält seine Erfahrung mit dem bewußt bevorstehenden Tod und seine Auseinandersetzung mit der Ablehnung ärztlicher Behandlung.

Das Arbeitsbündnis zwischen Arzt und Patient

„Der Tod des anderen" erscheint „als Mahnzeichen des eigenen Todes", und so ist „dessen Verdrängung" die Ursache für die Unfähigkeit, Sterbenden „diejenige Hilfe zu geben und diejenige Zuneigung zu zeigen, die sie beim Abschied vom Menschen am meisten brauchen" [7, S. 19]. Für die Betreuung von Sterbenden ist aber ein echtes „Arbeitsbündnis" zwischen Arzt und Patient erforderlich [1], besser noch ein „Arbeitsbündnis aus Patient, Familie und Behandlungsteam" [14]. Klapp hat die psychotherapeutischen Funktionen des Behandlungsteams aufgeschlüsselt. Sie lassen sich global vergleichen mit der Rolle der Mutter (Eltern) gegenüber ihrem Säugling, später ihrem rasch sich entwickelnden Kleinkind. Dabei gehe es um die „emotionale Präsenz" gegenüber dem Patienten. „Praktisch geht es um das Erkennen der emotionalen Befindlichkeit des Patienten, seiner Bedürfnisse, Ängste, Befürchtungen, seines Grolls und seines Haders, seiner jeweiligen Gefährdung, aber auch seiner jeweiligen Fortschritte, sowie um die Einnahme der jeweils angemessenen Haltungen gegenüber dem Patienten. Es gilt, die Angstbewältigungstechniken und -strategien des Patienten, seine ‚Regression' auf frühere Stufen seiner psychischen Entwicklung, Mängel in seinen Möglichkeiten der Realitätsprüfung und -meisterung zu erkennen, sich darauf einzustellen und situationsgerecht zu handeln" [11, S. 244]. Kurz, von seiten des Behandlungsteams geht es zuerst einmal um die Zuwendung zum Patienten, um die „Empathie", das Sichhineinfühlen, Sichhineinversetzen in seine Situation. Das klingt schwierig, ist aber einfach. Wir brauchen uns nur Zeit zu nehmen, müssen uns hinsetzen zum Patienten, müssen ihn ansehen, „Augenkontakt" aufnehmen, müssen vor allem zuhören. „Sorge und Mitgefühl müssen nicht in Worte gekleidet werden" [6, S. 110]. Aber wenn wir etwas zu sagen haben, sollten wir deutsch sprechen und nicht lateinisch oder ein anderes Medizinwelsch. Für viele Kranke wird es „allein durch die Aussprache möglich, mehr Abstand zu ihren Problemen zu finden, so daß sie ihre Schwierigkeiten besser ordnen und rational verstehen können" [10]. Zuhören, Wahrnehmen, Dasein, „Empathie" = „einfühlendes Verstehen" [10] lassen sich lernen. Das bedingt aber einen Wandel der Arztpersönlichkeit, wie sie Michael Balint fordert. Der Arzt wird dann selber zur Arznei [2]. Die Umsetzung dieser Forderung in die heutige medizinische Ethik hat Paul Sporken, der holländische Medizinethiker, in dem Begriff „Begleitung" gültig zusammengefaßt. Der Helfer sei dazu da, den Hilfsbedürftigen zu begleiten, damit der nicht mehr allein sei. Es sei nicht seine Aufgabe, den anderen zu führen. Begleitung müsse so sein, wie in der Musik, wo der Begleiter ja auch nicht die Melodie spiele [24]. Das bedeutet also, daß man den Sterbenden als Person anerkennt, seine Wünsche respektiert, seine Bedürfnisse erkundet. Erst wenn der Kranke selber nicht mehr entscheiden kann, muß „Begleitung" durch die Aufforderung zur Fürsorge für den anderen ergänzt werden. Sie muß dann, so meine ich, zur „fürsorglichen Begleitung" werden. Notwendig wird dies bei fortgeschrittener Krankheit, wenn diese zu Bewußtlosigkeit, zumindest zu ungenügender intellektueller Konzentrationsfähigkeit geführt hat [21]. Fürsorgliche Begleitung erfordert Aufrichtigkeit des Behandlers nicht nur gegenüber dem Kranken, sondern auch gegenüber sich selbst. Auch der Behandler muß sich über seine Motive klar werden [2].

Von der Notwendigkeit, miteinander zu reden

Bestmögliche Hilfe wird immer bestimmt von offener, gegenseitiger Aussprache. Daß Ärzte gewöhnlich so wenig dazu fähig sind, liegt daran, daß Ärzte heute so viel können. Der Arzt braucht nicht zu sprechen, denn er hat immer noch eine Behandlungsmöglichkeit parat. So bleibt das Gespräch weitgehend dem Seelsorger überlassen. „Der kommt in der Regel mit leeren Händen zum Patienten. Der Seelsorger hat... am Kranken nichts zu hantieren (zu spritzen, zu messen etc.), Verrichtungen, hinter denen er sich verschanzen könnte, um so der persönlichen Begegnung auszuweichen. Er muß also reden" [26], muß zuhören, kann auch dem Patienten helfen bei der Erstellung seiner Lebensbilanz, ohne die Selbstverwirklichung nicht stattfinden kann. „In dem Maße, wie die Medizin Instrumente zur Behandlung von Krankheitssymptomen erhalten hat, hat sie in der Geschichte die Dimension der Begleitung verloren" [16]. Die Aufgaben des Seelsorgers subsumiert Christ, indem er auf das elementare Kriterium Jesu für das Bestehen im Weltgericht eingeht: „Ich bin krank gewesen, und ihr habt mich besucht" (Matthäus 25, 36) „Es heißt nicht" – so Christ – „Ich bin krank gewesen, und ihr habt mich bekehrt", oder „Ich bin krank gewesen, und ihr habt meine Probleme gelöst", sondern „Ihr habt mich besucht" [5, S. 81]. „Vor dem Behandeln liegt das Kranke-Besuchen im Sinne der Begegnung auch mit ihrem Leid. Instrumentenlosigkeit ist der Anfang allen Begleitens" [16]. Unsere Kranken sollten sich Ärzte wünschen, die sich ihre eigene Hilflosigkeit gegenüber dem terminalen Krankheitsstadium frühzeitig eingestehen, indem sie den Zeitpunkt des Terminalstadiums frühzeitig ansetzen, Ärzte, die nicht versuchen, dem begrenzten Leben Zeit hinzuzufügen, sondern alles daransetzen, der begrenzten Zeit Leben zu geben, Ärzte, die sich nicht an überflüssigen Maßnahmen versuchen. „Überflüssig", definieren Gallmeier et al., ist „diagnostisches oder therapeutisches Handeln dann, wenn es dem Kranken in seiner ganz individuellen Situation nicht nützt, d. h. keinen Vorteil in seiner Krankheitsbewältigung mit sich bringt". Überflüssige Maßnahmen bringen andererseits Belastungen und Belästigungen mit sich, die letztlich seine Lebensqualität beeinträchtigen und unnötige Kosten verursachen [8]. „Es verwundert...", daß „über derartige Selbstverständlichkeiten überhaupt geschrieben werden muß. Die Praxis allerdings lehrt, wie notwendig diese Überlegungen sind und es gibt zu Besorgnis Anlaß, wenn wir hören, daß der Cytostatika-Absatz jährlich um 20% steigt. Zum Begriff ‚Cytostatika-Abusus' ist es nur noch ein kleiner Schritt" [8]. Therapeutische Möglichkeiten bei infausten Prognosen? „Man kann noch viel tun, nämlich human sein", sagt dazu mein Balint-Supervisor H. Molinski. Auch der Arzt sollte durch das Gespräch helfen und sollte die Ängste des Kranken nicht nur der Schwester, dem Seelsorger, dem Besuchsdienst, dem Mitpatienten oder der Putzfrau überlassen. Diese hierarchische Linie hat insofern Bedeutung, als bisher Ärzte im Krankenhaus meist die schlechtesten Gesprächspartner sind.

Angst und Schmerz beim Krebskranken

Der terminal Kranke ist hilflos. Jean Cameron beschreibt das: „Ich erinnerte mich an Patienten und Angehörige, die davon gesprochen hatten, daß sie von ihren Ärzten im Stich gelassen worden waren, und welche schrecklichen Gefühle der Hilflosigkeit und Hoffnungslosigkeit die Folge waren" [4, S. 45].

„Wenn Menschen trauern, bringen sie häufig alle möglichen starken Gefühle zum Ausdruck: Wut, Schuldgefühl, Verzweiflung, Hilflosigkeit, Hoffnungslosigkeit und Selbstmitleid. Man muß ruhig und geduldig zuhören ohne zu urteilen, zu tadeln oder zu kritisieren. Danach haben die Leute das Gefühl, daß es in Ordnung ist, offen und ehrlich zu reden. Sie spüren, daß jemand Verständnis und Mitgefühl hat. Sie kommen zu der Überzeugung, daß Weinen normal ist und daß sie sich dessen nicht zu schämen brauchen. In dieser Zeit muß man die Menschen erst einmal beruhigen und ihnen zeigen, daß sie nicht allein sind. Später kann man vielleicht bei der Lösung eventuell auftauchender praktischer Probleme mit Rat und Tat zur Seite stehen" [4, S. 108].

Ein großes Problem ist die Angst. „Am Anfang gibt es viele Ängste. Die Angst ist möglicherweise der ärgste Feind. Angst vor ungestillten Schmerzen und Leiden, Angst, die Kontrolle zu verlieren und Angst, zu einer physischen, seelischen oder finanziellen Belastung für diejenigen zu werden, die wir lieben" [4, S. 46].

Das Hauptproblem bei einem Krebs im terminalen Stadium aber ist der Schmerz. „Als sich meine Krankheit verschlimmerte, wurde der Schmerz zunehmend zum Hauptproblem. Ihn unter Kontrolle zu bekommen, ist einer der wichtigsten Aspekte der Pflege und Betreuung gewesen, die ich erhalten habe. Dafür bin ich dankbarer als für alles andere. Die Krankheit breitete sich aus, und die Schmerzen wurden schlimmer. Aber ich konnte mich nicht entschließen, stärkere Mittel einzunehmen, da ich Angst hatte, benommen zu werden, nicht mehr klar denken und normal reagieren zu können. Weil es mir so wichtig war, möglichst lange mein gewohntes Leben zu führen, schob ich die Einnahme der Medikamente lange Zeit vor mir her und durchlitt in dieser Zeit unendliche Qualen und Schmerzen. Eine Flasche mit einem speziellen Schmerzmittel (mit Morphin) stand beinahe einen Monat lang unberührt auf meinem Nachttisch, während ich darum kämpfte, mit den Schmerzen fertig zu werden und der Versuchung zu widerstehen" [4, S. 53f.]. Jean Cameron beschreibt, wie ihr ganzes Denken und Fühlen ausschließlich von Schmerzen bestimmt war, die sie keine Nacht mehr schlafen ließen, die allgegenwärtig waren. Als sie von diesen Schmerzen zermalmt wurde und das Gefühl hatte, in einer Muschel eingesperrt zu sein, und es unmöglich war, an etwas anderes oder jemand anderen zu denken, nahm sie schließlich doch die erste Dosis des Schmerzmittels. Schläfrigkeit überkam sie, genau wie sie befürchtet hatte. Aber die Schmerzen vergingen. Sie schlief 3 Tage, dann wachte sie auf und merkte wenig von dem, was um sie vorging. Aber nach dem Schlaf und dem Zustand des Dösens verschwand schließlich auch die Schläfrigkeit, sie war hellwach und hatte keine Schmerzen mehr. „Ich finde kaum Worte", schreibt sie, „um die Erleichterung und Dankbarkeit zu beschreiben, die ich verspürte. Mein Kopf war klar, und ich war wieder voller Tatendrang. Ich kam aus meinem Schneckenhaus heraus und nahm wieder Anteil an meiner Umwelt". So ist es weitergegangen. Die Morphiumdosis hat sie allmählich erhöht, aber obwohl sie inzwischen fast 100 mg Morphin alle 4 Stunden brauchte, und das seit mehr als einem Jahr, glaubte sie, daß ihr Denken mehr oder weniger ungetrübt gewesen sei. Zwar ermüdet sie rascher, braucht mehr Schlaf, aber auch ihr Körper ist jetzt stärker von Krankheit durchsetzt, und manchmal hat sie Schmerzen, aber sie kann die Dosis so bemessen, daß sie vollkommen schmerzfrei ist, wenn sie das will. Sie tut das, wenn sie schlafen möchte, oder sie verringert die Dosis, wenn sie besonders wach sein möchte [4, S. 55f.].

Ich glaube, es ist ganz wichtig zu wissen, wie schwer sich ein Patient tut, bis er sich dem Morphium hingibt. Wir sehen das auch bei unseren Patienten immer wieder, und wesentlicher Teil des Arbeitsbündnisses zwischen Behandlungsteam und Patient ist, den Patienten dahin zu führen, daß er der Schmerztherapie zustimmt. Dies geht jedoch nicht ohne eingehende Aufklärung.

Der Umgang mit der Wahrheit

Aufklärung ist für viele Therapeuten ein Problem, denn sie betrifft unser Verhältnis zur Wahrheit. Wir erinnern uns an das Wort von Hufeland: „Den Tod verkünden, heißt den Tod geben." Ich gebe zu, daß dieses Wort für einen Teil unserer Patienten immer noch gilt. Aber ich meine doch, die Mehrheit unserer Patienten ist heute in ihrem Drang zur Selbständigkeit, zur Selbstverantwortung, zur Selbstverwirklichung so motiviert, daß sie wissen möchte, wie es um sie steht. Da dies jedoch nicht für alle gilt, wird man einem Patienten die Wahrheit, die er nicht wissen will, auch nicht aufdrängen dürfen. „Man muß nicht alles sagen, was wahr ist, aber alles was man sagt, muß wahr sein" [6]. Für die Arzt-Patienten-Beziehung gibt es jedoch nichts Schlimmeres als die Lüge, und nur mit einer stabilen Arzt-Patienten-Beziehung können wir unsere Patienten führen. Nur dann ist das Arbeitsbündnis möglich, von dem Luban-Plozza und Drings [14] sowie Adler und Hemmeler [1] sprechen. So wird man um die Sache, um diese allerwesentlichste Sache, den bevorstehenden Tod, nicht herumreden dürfen. Der Patient fühlt doch, wie es um ihn steht. Und nichts ist schlimmer als die Unwahrheit, die sich von Gespräch zu Gespräch immer höher aufbaut und das gegenseitige Verhältnis trübt. Ich habe wiederholt erlebt, insbesondere, wenn Angehörige mich inständig gebeten haben, dem Sterbenden doch bitte nicht die Wahrheit zu sagen und ich die Diagnose zwar nicht gesagt, aber auch nichts beschönigt habe, daß wir, der Sterbende und ich, uns genau verstanden haben. Wiederholt habe ich dann gehört: „Herr Doktor, ich danke Ihnen, jetzt weiß ich doch, wie es um mich steht." Wir alle brauchen Zeit, um, wie E. Kübler-Ross es ausdrückt, „unfinished business" – was sie deutsch immer mit „unerledigte Geschäfte" übersetzt (was wir einfach „Unerledigtes" nennen sollten) – um Unerledigtes zu bewältigen, und wir müssen es bewältigt haben, bevor wir zur Ruhe kommen können.

Die Wahrheit zu wissen, wenn es um das eigene Ende geht, ist eine große Chance. Bei Noll finde ich die Gründe dafür: „Erstens muß man keine Rücksichten mehr nehmen, mehr als das Leben kann dir niemand nehmen. Zweitens kann man alles vorbereiten und abschließen. Der Tod tritt weder als scharfe Zäsur mitten ins Leben, noch kommt er auf seinen bösen, leisen Sohlen" [18, S. 87f.]. Beim „Leben aus der Todesperspektive... wird alles sehr viel einfacher und klarer. Die zeitliche Begrenzung – daß die Uhr abläuft: das ist erfahrbar. Der Tod bleibt sich gleich, aber das Leben wird anders" [18, S. 75]. „Die Zeit wird wertvoller" [18, S. 81]. Und auch Jean Cameron schreibt, daß eine lebensbedrohende Krankheit neben vielerlei Kummer auch Gaben mit sich bringe, und – so pradadox das klinge – eines der wichtigsten Geschenke sei Zeit, „Zeit, mit allen möglichen Dingen ins Reine zu kommen. Man stellt fest, welche Dinge im Leben wirklich von Bedeutung sind und welche unwichtig sind. Man kann die Prioritäten und Perspektiven bestimmen. Man lernt, niemanden und nichts für selbstverständlich zu nehmen. Jeder Tag ist wichtig" [4, S. 48f.]. Während eines unerwarteten

Schneesturms denkt sie: „Wird dies das letzte Mal sein? Das war kein trauriges Erlebnis; es war eine Freude. Ich betrachtete diese Schneeflocken in einer Weise, wie ich das wirklich niemals zuvor getan hatte. Wenn ich keinen Krebs gehabt und nicht gewußt hätte, daß ich sterben würde, so bezweifle ich, daß ich irgendeinen weiteren Gedanken an diesen Tag verschwendet hätte" [4, S. 49]. Das lesen wir auch bei Noll: „Sehen wir das Leben vom Tode her, werden wir freier. Vieles wird leichter, manches intensiver. Etwas zum letztenmal sehen, ist fast so gut, wie etwas zum erstenmal sehen" [18, S. 83]. „Das Verhältnis zu den anderen wird anders... Mehr diejenigen lieben, die dich lieben, weniger dich denjenigen widmen, die dich nicht lieben, geduldiger werden, wo du zu ungeduldigt warst, offener und härter, wo du zu nachgiebig und zu anpassungswillig warst" [18, S. 83]. Und nach der Lektüre von Montaigne notiert er: „Die überlegte Vorstellung des Todes ist die überlegte Vorstellung von Freiheit. Wer gelernt hat zu sterben, hat verlernt untertänig zu sein: Es gibt kein Übel mehr für denjenigen, der gut begriffen hat, daß der Verlust des Lebens kein Übel ist: Das Wissen, daß wir sterben, befreit uns von jeder Unterwerfung und Zwang" [18, S. 42]. „Es ist wirklich eine Chance, den Tod auf sich zukommen zu sehen... Mehr als das Leben kann dir niemand nehmen" [18, S. 27].

Die Wahrheit ist ein integrierender Faktor der Arzt-Patient-Beziehung. Einem Patienten, der wirklich wissen möchte, wie es um ihn steht, die Wahrheit zu verweigern, heißt ihn entmündigen. Aber die Frage nach der Wahrheit kann beim Todkranken zwei Gründe haben: Einmal daß er wirklich wissen möchte, wie es um ihn steht, damit er sein Leben darauf einrichte, zum anderen, daß jemand, der fürchtet, die todbringende Wahrheit zu erfahren, nach dieser Wahrheit fragt in der Hoffnung, seine Furcht sei grundlos. Ein solcher Patient möchte getäuscht werden. Trotzdem wird auch bei dieser sogenannten „barmherzigen Lüge" die Patient-Arzt-Beziehung erheblich gestört. Die eine Unwahrheit führt zu anderen, und schließlich wird sich die Kommunikation ganz im Bereich der einverständigen Lüge bewegen. Es wäre falsch, einem solchen Patienten die Wahrheit aufzuzwingen. Aber auch hier, so glaube ich, bedeutet die Lüge einen Vertrauensbruch, und auch hier kann eine bessere Beziehung aufgebaut werden durch die Wahrheit, bei der nur das entscheidende Wort nicht ausgesprochen wird. Diese Verhaltensweise kann man als „einvernehmliches Verschweigen" bezeichnen. Arzt und Patient sprechen dann so zueinander, als wüßte jeder Bescheid, und trotzdem braucht das schwerwiegende Wort vom Krebs, vom bevorstehenden Tod, nicht ausgesprochen zu werden.

Das Prinzip Hoffnung

Wo bleibt dann die Hoffnung? Opderbecke hat das alte Sprichwort „Der Mensch hofft, solange er lebt" für die Aufklärung umgeprägt in: „Der Mensch lebt, solange er hofft". Nehme man dem Patienten die Hoffnung, so werde er sterben [19]. Ich habe viele Gründe dafür, daß diese Überlegung in unserem Zusammenhang nicht relevant ist. Erstens, wenn dieser Patient sterben muß, wird auch die Hoffnung nichts daran ändern. Zweitens, worauf soll er denn hoffen, wenn sein Leben ohnehin durch die Natur der Erkrankung begrenzt ist. Drittens, welche Lebensverlängerung, denkt man an den existenziellen Sinn des Lebens, an die Selbstverwirklichung des Menschen im Tode, läßt sich für den Patienten erreichen, wenn man ihn im unklaren läßt über die Natur seines Leidens, und viertens – dieser Grund ist für jeden unmittelbar einzusehen – nimmt man dem Patienten durch die Lebenslüge Hoffnung die Möglichkeit, sich mit seinem Tod zu befassen und sein Leben auch in seinen Äußerlichkeiten zu ordnen. Denken wir an Testamentverfügungen, Abschluß begonnener Arbeiten etc. Das Leben wird erst reich in seiner Begrenzung, und angesichts des Todes kann jeder noch erlebte Tag Gewinn bedeuten [22].

Auch wenn wir wissen, daß uns der Tod unmittelbar bevorsteht: Wann er kommt, das wissen wir nie. Hierin liegt die Hoffnung, auch dann, wenn wir hoffnungslos dem Tod verfallen sind. Elisabeth Kübler-Ross spricht davon, daß ihre Stadien der Todesannahme sich oft einander ablösen, auch nebeneinander existieren, daß aber in jeder Phase fast immer die Hoffnung vorhanden ist, und „daß auch diejenigen, die sich mit ihrem Schicksal abgefunden haben und ihre Krankheit durchaus realistisch beurteilen, immer noch mit der Möglichkeit einer besonderen Heilung spielen, an die Entdeckung eines neuen Medikaments glauben. Der Hoffnungsschimmer hilft über Tage, Wochen und Monate des Leidens hinweg. Es ist die Hoffnung, daß sich alles am Ende als Alptraum herausstellen wird... Diese Hoffnung hilft dem Todkranken, bei Verstand zu bleiben und alle Untersuchungen über sich ergehen zu lassen. Sie verspricht sozusagen eine Rechtfertigung des Leidens" [12, S. 94f.]. „Wenn der Kranke keine Hoffnung mehr zu erkennen gibt, ist es meistens ein Zeichen dafür, daß der Tod unmittelbar bevorsteht. Vielleicht sagt er: Doktor, ich glaube, ich habe es bald hinter mir, oder, nun ist es wohl so weit... Wir hatten sie immer in ihrer Hoffnung bestärkt, aber sie nicht mehr gewaltsam aufrechterhalten, wenn die Patienten ergeben und ohne Verzweiflung selbst auf sie verzichteten" [12, S. 96]. Hierzu wieder Jean Cameron: „Im Anfangsstadium der Krankheit hoffte ich, daß sie sich nicht ausbreiten würde. Aber sie hat sich ausgebreitet. Inzwischen ist Hoffnung etwas anderes. Für mich bedeutet Hoffnung, daß ich im nächsten Frühjahr vielleicht wieder aufs Land hinaus komme, um meinen Garten zu sehen. Hoffnung hat mich im letzten Herbst bewogen, in meinem Garten zu arbeiten und die Zwiebeln zu setzen, die im Frühjahr Blüten treiben werden. Warum mache ich mir die Arbeit? Die Antwort ist einfach. Ich liebe meinen Garten und liebe die Blumen. Ich weiß, selbst wenn ich nicht mehr hier sein sollte um sie anzuschauen, werden sie im Frühling aus der Erde herauskommen. Falls ich noch da sein sollte, wird es ein Geschenk sein, eine Freude, und ich

schaue dem erwartungsvoll entgegen. Aber selbst wenn ich nicht mehr sein werde, werden sie sein" [4, S. 139f.]. Auch Luther wollte noch einen Apfelbaum pflanzen, bevor die Welt untergeht.
„Mehr als zuvor kann man heute hoffen, durch die Kunst der Ärzte, durch Diät und durch Medikamente den eigenen Tod hinauszuschieben" [7, S. 74]. „Jede noch so infauste Wahrscheinlichkeit enthält ein Fünkchen Hoffnung". Denn selbst der prognostisch erfahrene Arzt hat keinen sicheren Blick in die Zukunft. „Davor steht die reale Erfahrung der unwahrscheinlichen Wendungen trotz infauster Prognose" [14].

Schlußbemerkungen, Hilfen für Arzt und Patient

Frage an Elisabeth Kübler-Ross: „Wie bereitet man sich auf die Betreuung sterbender Patienten vor?" Ihre Antwort: „Man besucht sie, sitzt bei ihnen, hört ihnen zu und lernt von ihnen" [13, S. 110]. Man beobachtet sie, man hört nicht nur darauf, was sie sagen, sondern sieht ihre Körpersprache. Nonverbale Mitteilungen sind wichtiger als verbale. Es geht darum, den anderen zu beachten, indem wir ihn genau beobachten. „Der andere sagt mir oft mit seiner Gestik und Mimik deutlicher, was er wünscht oder was er ablehnt, als mit seinen Worten" [15, S. 37]. Um den anderen dazu zu bringen auszusprechen, was ihn bewegt, dazu genügt es oft, sich zu ihm zu setzen und zu sagen: „Es ist schwer, nicht wahr?" Bei Elisabeth Kübler-Ross fragt ein junges Mädchen: „Meine Großmutter ist nicht imstande, über den Tod meines Großvaters, seine Krebserkrankung zu sprechen, obwohl er offensichtlich ein solches Gespräch herbeisehnt. Sie scheint alles nicht wahrhaben zu wollen, während er ganz offen von diesem ‚ekelhaften Krebs' redet. Wie kann ich eine solche Aussprache herbeiführen?" Antwort: „Wenn Ihre Großmutter ihren Mann alleine läßt, können Sie in ihrem Beisein sagen ‚Dein

Tabletten/Medizin	2.00	beim Aufwachen	10.00	14.00	18.00	vorm Einschl.	Zweck
Morphin-Lösung (20 mg in 10 ml)	(10)	10	10	10	10	10	Schmerz
Aspirin Tabl. (500 mg)		1		1		1	Schmerz
Prednisolon Tabl. (5 mg)			1	1	1		Appetit
Motilium Tabl. (10 mg)		1		1		1	Übelkeit
Laxariston Tabl.						2	Verstopfung
Mogadan Tabl. (5 mg)						1	Schlaf
Nystatin Tropf. (ml)			2	2	2		Mundbelag

Bei neuen Schmerzen 10 ml von der Schmerzmedizin extra nehmen!

Abb. 2. Einnahmehilfe für Verordnungen bei Krebsschmerz. (Aus [25])

Krebs ist schlimm, nicht wahr Großvater', damit geben Sie ihm die Möglichkeit, Ihnen sein Bedürfnis nach einer Aussprache mitzuteilen. Vielleicht wird Ihre Großmutter dann das Zimmer verlassen, weil sie das Thema nicht erträgt oder verlangen, daß Sie es sofort fallen lassen, dann können Sie ihr antworten, daß der Großvater vielleicht gern darüber sprechen möchte, und er wird es bestätigen" [13, S. 103].

Die Compliance des Patienten mit unseren Anordnungen erreichen wir durch ein stabiles Patient-Arzt-Verhältnis, von unserer Seite gestützt durch unsere Empathie und Aufrichtigkeit gegenüber dem Kranken. Und da in der Arzneimitteltherapie das Einhalten der Zeitintervalle wichtig ist, geben wir ihm die Hilfen schriftlich dazu (Abb. 2). Wir verordnen Neuroleptika und Antidepressiva zur Unterstützung unserer Bemühungen über das Gespräch. Das Gespräch selber geben wir in hohen Dosen und so häufig, wie wir können, und wir geben dieses Gespräch nicht nur dem Kranken, sondern auch seinen

Angehörigen. Angehörigenführung ist Teil der Patientenführung. Auch die Angehörigen müssen die Phasen der Verlustbewältigung durchmachen. Da der Tod des Kranken sie aber erst dann wirklich betrifft, wenn der Kranke tot ist, also erst, wenn er unwiederbringlich verloren ist, setzt dort der Verlauf von: „Nicht-wahrhaben-Wollen", „Zorn", „Depression" oft so heftig (weil so unvorbereitet schnell) ein. Wir Ärzte sollten dann Verständnis haben für den Zorn, für die Brüskierung, für die Kränkung durch Angehörige. Grund für die Vorwürfe gegen andere kann aber auch die Umkehrung von Selbstvorwürfen sein. Daß zuerst „die Ärzte" von der Familie beschuldigt werden, wenn ein naher Angehöriger gestorben ist, hat seine Ursachen oft in Schuldgefühlen diesem Toten genüber, die externalisiert, auf andere übertragen werden. Es ist „Unerledigtes". Dies zu wissen hilft uns, dabei ruhig zu bleiben.

Neben dem Angstabbau durch das Gespräch ist die wichtigste Aufgabe des Helfers die Schmerzbekämpfung. Schrecklich, das sehen wir immer wieder, ist der schlimme Schmerz und fast noch schrecklicher die Angst davor.

Mir ging es vor allem darum, die Voraussetzungen aufzuzeigen, die der Therapeut mitbringen muß, wenn er Krebspatienten führen will. Denn, das ist meine Überzeugung, Patientenführung ist zuerst einmal Therapeutenführung. Hat der Therapeut die rechte Einstellung zum Patienten und zu dessen Tod, dann wird er auch seinem Patienten helfen können.

Patientenführung bei terminalen Erkrankungen ist ein Hinführen zum Tod. „Der Tod aber", so sagte Rudolf Nissen, einer der bedeutendsten Chirurgen unserer Zeit, Schüler von Sauerbruch, lange Jahre Ordinarius in Basel, „der Tod ist der Horizont unseres Lebens, aber – der Horizont ist nichts anderes als das Ende unserer Sicht" [17 in 27].

Literatur

1. Adler RH, Hemmeler W (1983) Psychologische Behandlungsmöglichkeiten des Schmerzes bei Krebspatienten. Schmerz 4:152
2. Balint M (1976) The doctor, his patient and the illness. London 1964. Deutsch: Der Arzt, sein Patient und die Krankheit, 4. Aufl. Klett, Stuttgart
3. Boehringer Mannheim GmbH (1985) Psychische Führung von Krebspatienten. Reihe: Schmerzbehandlung in der Praxis. Boehringer, Mannheim
4. Cameron J (1983) For all that has been. Macmillan, New York. Deutsch: Heute will ich leben. Kreuz, Stuttgart
5. Christ D (1983) Ich bin krank gewesen und ihr habt mich besucht. Z Humanist Psychologie 3/4:74
6. Eissler KR (1965) The psychiatrist and the dying patient. Int. Universities Press, New York 1955. Deutsch: Der sterbende Patient: zur Psychologie des Todes. Fromann-Holzboog, Stuttgart Bad Cannstatt (Problemata 61)
7. Elias N (1982) Über die Einsamkeit der Sterbenden in unseren Tagen. Suhrkamp, Frankfurt
8. Gallmeier WM, Wetzlar M, Grunsch U, Rüttinger EM (1985) Überdiagnostik und Übertherapie in der Onkologie. MMW 127:383
9. Greiter A (1981) Mozarts Todeskrankheit, Symptome einer finalen Urämie. Dtsch Ärztebl 78:371, 431
10. Grünberg von HW (1985) Das psychotherapeutische Gespräch in der Sprechstunde des Hausarztes. Dtsch Ärtzebl 82:666
11. Klapp BF (1985) Psychosoziale Intensivmedizin. Springer, Berlin Heidelberg New York Tokyo
12. Kübler-Ross E (1975) On death and dying. Macmillan, New York (1969). Deutsch: Intervies mit Sterbenden GTB 71 Gütersloh 4. Aufl., Kreuz, Stuttgart
13. Kübler-Ross E (1982) Was können wir noch tun? 2. Aufl GTB 369 Gütersloh
14. Luban-Plozza B, Drings P (1984) Zum Umgang mit dem Tumorpatienten und seiner Familie. Z Allg Med 60:566
15. Lückel K (1981) Begegnungen mit Sterbenden. Matthias-Grünewald, Mainz
16. Maier-Scheu J, zit. nach Christ (1983) S 81
17. Nissen R, zit. nach Wachsmuth W (1982)
18. Noll P (1984) Diktate über Sterben und Tod. Pendo, Zürich
19. Opderbecke HW (1976) Grenzen der ärztlichen Behandlungspflicht. In: Eser A (Hrsg) Suicid und Euthanasie (Medizin und Recht, Bd I, S 136–142) Enke, Stuttgart

20. Rest FHO (1982) Die Bedürfnisse des Patienten im Sterben. In: Schara J (Hrsg) Humane Intensivtherapie. Perimed, Erlangen, S 69–78
21. Schara J (1982a) Entscheidungen in der Intensivtherapie. In: Schara J (Hrsg) Humane Intensivtherapie. Perimed, Erlangen, S 57–68
22. Schara J (1982b) Die Zustimmung des Kranken zur Therapie – Risikoaufklärung und Selbstverwirklichungsaufklärung. In: Schara J (Hrsg) Humane Intensivtherapie. Perimed, Erlangen, S 147–156
23. Senn HJ (1981) Leiden und Sterben bei chronischen internmedizinischen Krankheiten. Rhein Ärztebl 2:33
24. Sporken P (1981) Hast Du denn bejaht, daß ich sterben muß? Patmos, Düsseldorf
25. Twycross R, Zenz M (1983) Die Anwendung von oralem Morphin bei inkurablen Schmerzen. Anaesthesist 32:279
26. Wachsmuth HJ (1980) Intensivpflege aus der Sicht eines evangelischen Seelsorgers. Die Schwester – der Pfleger 19:710
27. Wachsmuth W (1982) In memoriam Rudolf Nissen. Dtsch Ges Chirurgie, Mitteilungen 11:6
28. Zenz M (1984) Schmerztherapie mit Opiaten. In: Zimmermann M, Handwerker HO (Hrsg) Schmerz, Konzepte und ärztliches Handeln. Springer, Berlin Heidelberg New York Tokyo

Administrative Aspekte der Opiatverschreibung

W. K. JUNGE

Die betäubungsmittelrechtlichen Vorschriften, die aufgrund der sich aus den internationalen Suchtstoffübereinkommen ergebenden Verpflichtungen erlassen wurden, sollen

- zum einen den Mißbrauch mit stark wirksamen Analgetika wie auch psychotrop wirkenden Stoffen verhindern sowie das Entstehen oder Erhalten einer Abhängigkeit von diesen Stoffen soweit als möglich ausschließen,
- zum anderen die notwendige medizinische Versorgung der Bevölkerung mit diesen Stoffen sicherstellen.

In den deutschen Vorschriften werden diese hinsichtlich ihrer chemischen Konstitution wie ihrer pharmakologischen Wirkung so verschiedenartigen Stoffe aus historischen Gründen als „Betäubungsmittel" bezeichnet und in Ermangelung einer allgemein gültigen Definition in den Anlagen zum Betäubungsmittelgesetz im einzelnen aufgeführt.

Ihre therapeutische Verwendung ist seit nahezu 60 Jahren der im Zuge der Entwicklung wiederholt novellierten *Betäubungsmittel-Verschreibungsverordnung* unterworfen, die u. a. das Verschreiben wie auch den Nachweis des Verbleibs der verordneten bzw. angewandten Betäubungsmittel regelt. Zur Zeit gelten die Bestimmungen der am 16.12.81 neu erlassenen gleichlautenden Verordnung in der Fassung vom 23.07.86.

Die als verschreibungsfähig eingestuften Stoffe stehen in Form von Zubereitungen im Rahmen ärztlicher Behandlung zur Verfügung, wenn ihre Anwendung am oder im menschlichen Körper begründet ist und der beabsichtigte Zweck auf andere Weise nicht erreicht werden kann.

Diese Zubereitungen dürfen verschrieben, verabreicht oder zum unmittelbaren Verbrauch überlassen werden, jedoch nur für den Bedarf

- eines Patienten,
- der eigenen Praxis sowie
- im stationären Bereich zu versorgender Patienten.

Im zuletzt genannten Fall allerdings nur, wenn der Verschreibende eine Teileinheit, d.h. eine Station oder eine ähnliche Einrichtung eines in Teilbereiche gegliederten Krankenhauses oder ein nichtgegliedertes Krankenhaus leitet oder in Abwesenheit des Leiters im Falle von Krankheit, Urlaub oder anderweitiger Verhinderung beaufsichtigt.

Hinsichtlich der verschreibungsfähigen Betäubungsmittel soll im folgenden nur auf die Analgetika eingegangen werden und insbesondere die Regelungen, die für die ambulante Versorgung von Schmerzpatienten in Betracht kommen.

Für einen Patienten darf an einem Tage ein Betäubungsmittel in einer oder mehreren Darreichungsformen bis zu der für den jeweiligen Stoff festgesetzten Höchstmenge verordnet werden. Hierbei ist zu berücksichtigen, daß die Höchstmengen in der Betäubungsmittel-Verschreibungsverordnung als Base- bzw. Säurewerte angegeben sind, jedoch auch gelten, wenn in der Zubereitung ein Salz oder Hydrat vorliegt.

Hierzu ein Beispiel. Die Höchstmenge für Buprenorphin beträgt 10 mg:
- Eine Temgesicsublingual-Tablette enthält 0,216 mg Buprenorphinydrochlorid, d.h., an einem Tage dürfen maximal 46 Tabletten verschrieben werden.
- eine Temgesic-Ampulle enthält 0,324 mg Buprenorphinhydrochlorid, somit ist an einem Tag nur eine Verschreibung bis zu 30 Ampullen zulässig.

„In besonders schweren Krankheitsfällen", gemeint sind hier die Fälle, in denen auch bei Anwendung der an einem Tage für den jeweiligen Stoff zugelassenen Höchstmenge eine ausrei-

Tabelle 1. Analgetika, bei denen ein Überschreiten der Höchstmenge bis zum Zweifachen gestattet ist

Wirkstoff	Höchstmenge	Handelspräparat		max. mg	St.
Buprenorphin	10 mg	Temgesic	Amp.	0,324	60
			Tabl.	0,216	92
Dextromoramid	100 mg	Jetrium	Tabl.	6,9	28
Hydromorphon	30 mg	Dilaudid	Amp.	2,0	15
			Amp.	4,0	7
			Supp.	4,0	7
Levomethadon	60 mg	l-Polamidon/C	Amp.	2,5	48
			Amp.	5	24
			Trffl.	50	2
			C-Tabl.	2,5	48
Oxycodon	200 mg	Eukodal	Tabl.	5	80
Pentazocin	700 mg	Fortral	Amp.	30	46
			Kaps.	56,4	24
			Supp.	65,78	10
			25 Tabl.	28,2	24
Pethidin	1000 mg	Dolantin	Amp.	50	40
			Amp.	100	20
			Supp.	100	20
			Trffl.	500	4
		Psyquil comp.	Amp.	50	40

chende Linderung der Schmerzen bei einem Patienten nicht erreicht werden kann, ist es zulässig, diese Höchstmenge in gewissen Grenzen zu überschreiten (Tabelle 1).

Diese Überschreitungsmöglichkeit wird allerdings insoweit wieder eingeschränkt, als zwar bis zu dieser zweifachen Höchstmenge an einem Tage verordnet werden darf, jedoch *nicht je Anwendungstag.*

Dieses bedeutet wiederum, daß eine Verschreibung bis zur zweifachen Höchstmenge nur für die Tage, maximal bis zu 7 Tagen, ausgefertigt werden darf, die sich aus der Gebrauchsanweisung und der Zahl der zu vermerkenden Anwendungstage ergibt.

Über diese zweifache Höchstmenge hinaus sind nur Verschreibungen zulässig über Morphin, jedoch nur zur *oralen* Applikation

- entweder als Tabletten mit verzögerter Wirkstofffreigabe, d. h. als MST 10, 30, 60, 100, *bis zu 1000 mg je Anwendungstag*
- oder als Lösung unter Zusatz von Carboxymethylcellulose *bis zu 2000 mg je Anwendungstag*

jeweils für einen Bedarf bis zu 7 Tagen.

Buprenorphin oder Morphin dürfen zur periduralen bzw. intrathekalen Anwendung nur bis zur einfachen Höchstmenge, d. h. bis zu 10 mg Buprenorphin oder 200 mg Morphin, je Anwendungstag für einen Bedarf bis zu 28 Tagen verordnet werden.

In Fällen, in denen eine orale Anwendung nicht möglich war und auch eine peridurale oder intrathekale Applikation nicht in Betracht kam, hat die Beschränkung der Verschreibung auf das Zweifache der Höchstmenge wie auch die Beschränkung der Depotformen auf 1000 mg je Anwendungstag vereinzelt zu Schwierigkeiten bei der ambulanten Versorgung von Schmerzpatienten geführt.

Dem im Verordnungsgebungsverfahren zur *Zweiten Betäubungsmittelrechts-Änderungsverordung* unterbreiteten Vorschlag, eine Überschreitung der Höchstmenge „in besonders schweren Krankheitsfällen" nicht nur für einen Bedarf bis zu 7 Tagen, sondern je Anwendungstag für diesen Zeitraum zu erlauben, ist der Bundesrat, die Vertretung der deutschen Bundesländer, nicht gefolgt. Dieses Gremium muß einer Änderung der Betäubungsmittel-Verschreibungsverordnung zustimmen, weil deren Durchführung den Behörden der Länder obliegt.

Dessen ungeachtet wurde dieses Anliegen im Zuge der Vorbereitung einer *Dritten Betäubungsmittelrechts-Änderungsverordnung* erneut eingebracht und darüber hinaus Erweiterungen der Verschreibungsmöglichkeiten vorgeschlagen.

Diese beziehen sich auf
- eine Anhebung der Höchstmenge für Morphin zur *subkutanen* Anwendung auf 1000 mg je Anwendungstag,
- eine Anhebung der Höchstmenge für Morphin zur *oralen* Anwendung von Depotformen auf 2000 mg je Anwendungstag,
- eine zusätzliche Verschreibungsmöglichkeit innerhalb eines Zeitraumes, für den bereits (jedoch keine ausreichende Menge) verordnet wurde, sowie
- das Zulassen auch der pumpengesteuerten *subkutanen und intraventrikulären* Anwendung für einen Bedarf bis zu 28 Anwendungstagen.

Es ist zu hoffen, daß diese Vorschläge übernommen werden.

Da dieser Beitrag weitgehend auf die ambulante Versorgung von Patienten abgestellt ist, wurde auf die Bestimmungen, die hinsichtlich der Verschreibung der für den „Praxisbedarf" bzw. den „Stationsbedarf" benötigten Betäubungsmittel bestehen, nicht eingegangen. Hierzu soll nur erwähnt werden, daß

- für den „Praxisbedarf" an einem Tage nur eines der vorgenannten Analgetika bis zur jeweiligen einfachen Höchstmenge verordnet werden darf,
- für den „Stationsbedarf" dagegen Beschränkungen weder in Bezug auf die Höchstmengen noch die Anzahl der Betäubungsmittel bestehen.

Nun zu den Formalien, die bei der Ausfertigung einer Verschreibung zu beachten sind: Neben dem Ausstellungsdatum, dem auch im Hinblick darauf, daß ein Betäubungsmittelrezept nach Ablauf von 7 Tagen nicht mehr beliefert werden darf, besondere Bedeutung zukommt, hat der Verschreibende genaue eigenhändige Angaben über die verordnete Zubereitung und die Gebrauchsanweisung zu machen. Bei einer rezepturmäßig anzufertigenden Zubereitung sind dies

- die Bestandteile, d. h. die Wirkstoffe (ggf. die Zusatzstoffe) unter Angabe ihrer Gewichtsmengen, üblicherweise in Gramm, einschließlich der Gewichtsmenge des enthaltenen Betäubungsmittels,
- die Darreichungsform und
- bei abgeteilten Zubereitungen die Stückzahl, die in Ziffern anzugeben und in Worten zu wiederholen ist.

Bei der Verschreibung eines Fertigarzneimittels sind zu vermerken

- die Bezeichnung, d. h. im allgemeinen das Warenzeichen und ggf. weitere Kennzeichen (z. B. l-Polamidon C),
- die Darreichungsform,
- die Gewichtsmenge des enthaltenen Betäubungsmittels in Milligramm
 je Packungseinheit bei Injektions- oder Tropfflaschen,
 je abgeteilte Form u. a. bei Ampullen, Tabletten oder Suppositorien sowie
- die Stückzahl, d. h. die Anzahl der Darreichungsformen, die ebenfalls in Ziffern anzugeben und in Worten zu wiederholen ist. Hierzu wird angemerkt, daß der Verschreibende nicht an die im Handel befindlichen Packungseinheiten gebunden ist.

Aus der Gebrauchsanweisung muß die Einzel- und Tagesgabe für die betreffende Darreichungsform hervorgehen, also wenigstens, wie viele Male diese täglich angewendet werden soll, sofern nicht eine die Anwendung näher bezeichnende (ggf. den Zeitrhythmus der Einnahme genau festlegende) Angabe geboten ist. Bei einer Verschreibung in einem „besonders schweren Krankheitsfall" muß ersichtlich sein, daß die einzeln und insgesamt anzuwendenden Gaben die Überschreitung der Höchstmenge erforderten.

In diesen Fällen ist darüber hinaus der Vermerk „Menge ärztlich begründet" und die Angabe der Anzahl der Tage, für die diese Menge bestimmt ist, eigenhändig anzubringen. Der Bestimmungszweck ist anzugeben, wenn es sich um eine Zubereitung handelt, die nur zu bestimmten Zwecken verschrieben werden darf, z. B. die nur für den „Praxis- bzw. Stationsbedarf" zugelassenen Alfentanil, Cocain oder Fentanyl enthaltenden Zubereitungen. – In Fällen, in denen für den „Praxisbedarf" verordnet wird, ist diese eigenhändige Angabe ebenfalls unerläßlich.

Wie jedes Rezept ist auch ein Betäubungsmittelrezept mit der Unterschrift des Verschreibenden abzuschließen. Eventuell erforderliche Änderungen sind eigenhändig zu vermerken und durch Unterschrift zu bestätigen.

Was die Nachweisführung betrifft, so ist über Zugang, Abgang und Bestand der für den „Praxisbedarf" wie für den „Stationsbedarf" bezogenen bzw. verbrauchten Betäubungsmittel auf vorgeschriebenen Karteikarten (bzw. in Betäubungsmittelbüchern) Verbleibsnachweis zu führen. Dies kann auch durch Hilfskräfte erfolgen. Der verantwortliche Arzt hat die ordnungsgemäße Führung am Ende jedes Kalendermonats zu überprüfen und im Falle einer Änderung des Bestandes sein Namenszeichen und das Prüfdatum anzubringen.

Abschließend noch eine Bemerkung in eigener Sache: Das Bundesgesundheitsamt kann bei seinen Stellungnahmen gegenüber dem Gesetz- bzw. Verordnungsgeber die im Rahmen der therapeutischen Anwendung von Betäubungsmitteln eingetretene Entwicklung nur in dem Umfang berücksichtigen, in dem ihm diese bekannt wird. Wenn wir uns auch bemühen, die einschlägige Literatur zu verfolgen, sind wir darüber hinaus für Hinweise aus der Praxis über eventuell beim Einsatz von Betäubungsmitteln sich anbahnende oder aufgetretene Schwierigkeiten dankbar.

Erfahrungsbericht einer interdisziplinär geführten Schmerzambulanz

H. v. Matthiessen, D. Mosny, U. Nitz und M. Winkelmann

Die Behandlung tumorbedingter Schmerzen stellt aufgrund der Vielfältigkeit der im Spätstadium maligner Erkrankungen auftretenden Probleme hohe Anforderungen an den Arzt. Er muß in der Lage sein, den Allgemeinzustand des Patienten zutreffend einzuschätzen und gegebenenfalls zu behandeln. Dies erfordert angesichts der Polymorbidität vieler Patienten im Terminalstadium große allgemeinärztliche oder internistische Erfahrung. Die Abklärung und Therapie tumorbedingter Schmerzen wirft zusätzlich die Frage auf, wie weit sich die Tumorerkrankung noch beeinflussen läßt. Dazu sind detaillierte Kenntnisse über die Eigenarten des die Schmerzen verursachenden Tumors und seine medikamentösen, radiologischen oder operativen Behandlungsmöglichkeiten mit ihren Nutzen und Nebenwirkungen erforderlich. Onkologische Erfahrungen sind von besonderer Bedeutung für die Beantwortung der Frage, wann das zunehmend ungünstiger werdende Verhältnis von Nutzen zu Nebenwirkungen einer Tumortherapie zu einem Behandlungsabbruch führen sollte.

Neurologische Kenntnisse sind schließlich hilfreich, um eine präzise Erkennung der Schmerzursache zu gewährleisten. Gerade im fortgeschrittenen Stadium einer Tumorerkrankung vermischen sich Schmerzen, die vom Primärtumor oder seinen Metastasen hervorgerufen werden, mit Beschwerden, die auf Therapiefolgen, muskuläre Verspannungen oder andere Ursachen zurückzuführen sind. Hier sind häufig unterschiedliche Therapiekonzepte erforderlich. Probatorische Blockaden mit Lokalanästhetika können bei Beschwerden im Ausbreitungsgebiet peripherer Nerven zu einer raschen Klärung möglicher Therapieansätze beitragen. Eine erhebliche Bedeutung kommt schließlich auch der psychosozialen Betreuung von Patienten mit fortgeschrittenen Tumorleiden zu. Diese umfaßt neben der Hilfe bei der Krankheitsverarbeitung für den Patienten die Anleitung der Lebenspartner und Angehörigen zu einem ehrlichen, nicht verdrängenden oder verniedlichenden Umgang mit dem Erkrankten und seiner durch den Tumor begründeten Bedrohung. Darüber hinaus gehört zu einer umfassenden psychosozialen Betreuung die Beantragung der entsprechenden sozialen Vergünstigungen und die Organisation der häuslichen Pflege unter Einbeziehung der Sozialstationen.

Aus der Vielfalt der aufgeführten Aufgaben im Zusammenhang mit der Schmerztherapie bei Tumorpatienten wird deutlich, daß monodisziplinäre Ansätze nicht allen Bedürfnissen schmerzgeplagter Tumorpatienten gerecht werden können. Neben der Vernachlässigung nicht unmittelbar zum Fachgebiet gehörender, für den Patienten jedoch wesentlicher Bereiche bergen sie die Gefahr, daß die zum Fachgebiet gehörenden Verfahren in ihrer Anwendung überrepräsentiert werden. Um eine umfassende, alle Versorgungsbereiche abdeckende Betreuung von Patienten mit tumorbedingten Schmerzen zu erreichen, wurde deshalb an der Universität Düsseldorf 1985 eine interdisziplinäre onkologische Schmerzambulanz im Rahmen des Tumorzentrums gegründet. An der Versorgung der Patienten beteiligen sich Anästhesisten, Internisten, Neurologen und – wegen des hohen Anteils von Patientinnen mit gynäkologischen Malignomen – Gynäkologen. Zusätzlich besteht die Möglichkeit der psychiatrischen Versorgung der Patienten; die psychosoziale Betreuung ist durch einen der Schmerzambulanz zugeordneten Sozialarbeiter gesichert. Die Einbeziehung der Krankenhausseelsorge rundet das Angebot der interdisziplinären onkologischen Schmerzambulanz ab.

Die Sprechstunde der Ambulanz findet wöchentlich an einem halben Tag unter Beteiligung aller aufgeführten Disziplinen einschließlich des Sozialarbeiters statt. Für Notfälle stehen zwischenzeitlich Ärzte der Ambulanz zur Verfügung.

Patienten mit schweren Schmerzzuständen können stationär aufgenommen werden.

Bei Neuaufnahme eines Patienten folgt der allgemeinärztlich-internistischen Anamnese und Untersuchung die Aufnahme der onkologischen Anamnese. Der Krankheitsverlauf und die bisher erfolgten operativen, zytostatischen, endokrinen oder radiologischen Behandlungen werden daraufhin überprüft, ob weitere onkologische Behandlungsmaßnahmen sinnvoll sind und eine Schmerzlinderung erwarten lassen. Zusätzliche Röntgenuntersuchungen können direkt aus der Schmerzambulanz erfolgen. Anschließend wird der neurologische Status zur exakten Erkennung der Schmerzursache(n) erhoben.

In einer ausführlichen Beratung über Vor- und Nachteile des Einsatzes anästhesiologischer, neurochirurgischer oder medikamentös-analgetischer Therapiemaßnahmen wird das therapeutische Konzept im kollegialen Gespräch erarbeitet und anschließend dem Patienten gemeinsam erläutert. Er erhält Gelegenheit zu Rückfragen an die Vertreter der beteiligten Fachrichtungen. Falls möglich, erfolgt die telefonische Information des betreuenden Hausarztes und die Erörterung der Frage, welchen Anteil er an der Behandlung übernimmt, direkt im Anschluß an die gemeinsame Beratung.

Nach Abschluß der ärztlichen Konsultation ergeht an alle Patienten das Angebot einer psychosozialen Beratung. Sie umfaßt allgemeine Hilfen für die Krankheitsverarbeitung sowie die üblichen sozialen Beratungen über Rentenanträge, Vergünstigungen und Kuren. Auf Wunsch der Patienten wird auch die Krankenhausseelsorge einbezogen.

Die interdisziplinär durchgeführte Schmerztherapie orientiert sich an folgenden Prinzipien:

1. Sorgfältige Krankheits- und Schmerzanamnese;
2. Ausschöpfung onkologischer Behandlungsmöglichkeiten;
3. bei medikamentöser Analgesie
   – hohe Anfangsdosierung des *peripheren* Analgetikums,

- regelmäßige Einnahme (oral), nicht „bei Bedarf",
- Begleitmedikation (Neuroleptika, Laxanzien);
4. Berücksichtigung anästhesiologischer und neurochirurgischer Behandlungsmöglichkeiten zur Schmerzausschaltung;
5. ggf. antidepressive Therapie;
6. regelmäßige Überwachung;
7. seelsorgerische und psychosoziale Betreuung.

Einen großen Anteil der Behandlungen stellt in unserer onkologischen Schmerzambulanz die medikamentöse Analgesie. Wir verfolgen dabei den in Tabelle 1 dargestellten Stufenplan.

Tabelle 1. Stufenplan zur medikamentösen Analgesie tumorbedingter Schmerzen

---

A. Paracetamol (evtl. Acetysalicylsäure oder Metamizol)
   bis 4000 mg/Tag
   a) Nur geringe Schmerzlinderung:
      - zusätzlich Neuroleptika (Haldol, Neurocil)
      - und/oder Umsetzen auf nicht-steroidale antiinflammatorische Substanzen (z.B. Diclofenac bis 150 mg)
   b) Keine Schmerzlinderung:
      evtl. zusätzlich Codein 30–50 mg alle 4–6 h

B. Therapie unter A ohne hinreichende Wirkung:
   – Ersatz des Codeins durch Morphin *oder* Buprenorphin
     - Morphinhydrochlorid-Tropfen (1 Tropfen = 1 mg)
       Anfangsdosis 5–10 mg alle 4h
       (Steigerung bis zur wirksamen Dosis, gut geeignet zur Dosisermittlung)
     - MST-Mundipharma Tabletten (10/30/60/100 mg) in *zwei* Tagesdosen (für Dauermedikation) Anfangsdosis 1 Tabl. MST 30 morgens u. abends
   oder:
   – Buprenorphin, Anfangsdosis 1–2 Sublingual-Tabletten alle 6–8 h

---

Wir beginnen die Therapie mit einem der peripher wirkenden Analgetika – wegen der geringen Nebenwirkungen mit Paracetamol, nur in Ausnahmefällen mit Acetylsalicylsäure oder Metamizol – in einer Dosierung von 500 mg alle 4–6 h. Dies entspricht einer Tagesdosis von 2000–3000 mg und läßt die Möglichkeit offen, vor dem Einschlafen – unabhängig von der letzten Gabe – zusätzlich 500 mg einzunehmen.

Ist die Analgesie unbefriedigend, so hat sich – insbesondere bei ossärer Metastasierung – das Umsetzen auf nichtsteroidale antiinflammatorische Substanzen (z.B. Diclofenac) bewährt. Die Dosierung liegt hier bei 50 mg alle 8–12 h. Bei längerfristiger Einnahme muß auf gastrointestinale Nebenwirkungen, insbesondere Blutungen, und auf Blutbildveränderungen geachtet werden.

Bei weiter bestehenden Schmerzen ergänzen wir das peripher wirksame Analgetikum durch eine zentral angreifende Substanz, überwiegend zunächst durch Codein 30–50 mg alle 4–6 h. Die Schmerzlinderung durch das zusätzlich gegebene Codein hat sich bei schweren Schmerzzuständen jedoch häufig als nicht ausreichend erwiesen, weswegen wir diese Substanz bei Patienten mit einer langen Schmerzanamnese kaum mehr einsetzen.

Zusätzlich werden spätestens in diesem Stadium – häufig auch schon früher – Neuroleptika gegeben, die durch Anheben der Schmerzschwelle dosisreduzierend wirken. Morgens und mittags empfiehlt sich die Gabe des wenig sedierenden Haldol (5–8 Tropfen), zur Nacht des eher Schlaf anstoßenden Neurocil (10–20 Tropfen).

Ist auch mit dieser Medikation keine befriedigende Analgesie zu erreichen, setzen wir potente, zentral angreifende Analgetika wie Buprenorphin oder Morphin ein. Buprenorphin wird in einer Anfangsdosis von 1–2 Sublingualtabletten alle 6–8 h gegeben. Morphin geben wir im stationären Bereich bis zur Ermittlung der zur Schmerzfreiheit erforderlichen Dosis als Lösung (1 Tropfen = 1 mg), beginnend mit 5–10 mg alle 4 h. Dann erfolgt die Umstellung auf Morphin-

Sulfat-Tabletten (MST-Mundipharma), die aufgrund ihrer besonderen galenischen Zubereitung das Morphin über einen Zeitraum von 12 h kontinuierlich freisetzen. Dies ist für die Patienten weniger belästigend als der bei Einnahme von Morphintropfen notwendige Applikationsrhythmus von 4 h, der zwangsläufig zu einer Unterbrechung der Nachtruhe führt. Ambulanten Patienten geben wir Morphin-Sulfat-Tabletten (MST-Mundipharma) in einer Anfangsdosis von 2 Tabl. MST 30/Tag.

Die Patienten erhalten unsere Therapieempfehlungen in Form eines für eine Woche ausgearbeiteten Stundenplanes, auf dem sie die Einnahmezeiten und -mengen der Analgetika sowie die von ihnen empfundene Schmerzintensität und eventuelle Nebenwirkungen eintragen. Zusätzlich erhält jeder Patient ein Merkblatt, auf dem allgemeine Hinweise zur Schmerztherapie und zum Verhalten bei Nebenwirkungen aufgeführt sind. Sie werden gebeten, sich bei Unklarheiten unmittelbar über ein eigens eingerichtetes „Schmerztelefon" an die Ärzte der Schmerzambulanz zu wenden.

Bis zum Juni 1988 wurden in unserer interdisziplinären onkologischen Schmerzambulanz über 250 Patienten behandelt, die über den klinikeigenen Konsiliardienst, in telefonischen Beratungen mit auswärtigen Krankenhäusern bzw. von niedergelassenen Kollegen vorgestellt wurden oder selbständig unsere Ambulanz aufsuchten.

Die Erfahrungen unserer Ambulanz werden anhand einer 143 Patienten umfassenden Zwischenauswertung dargestellt. Bei 25 dieser Patienten stellte sich nach eingehenden Untersuchungen heraus, daß malignes Wachstum als Ursache der Schmerzen nicht angenommen werden konnte. Die Lokalisation der Schmerzen ist in Tabelle 2 dargestellt.

Mit 31% waren Patientinnen mit Mammakarzinom unter den Tumorpatienten am stärksten repräsentiert. Das durchschnittliche Alter der Patienten lag bei 57,8 Jahren, 36% waren Männer. Alle Patienten wiesen mehr oder weniger lange analgetische Vorbehandlungen auf. Der Zeitraum zwi-

Tabelle 2. Lokalisation tumorbedingter Schmerzen (n=118)

	[%]
Ossäre Metastasen	38,0
Becken	22,0
Thorax	17,0
Extremitäten	16,0
Hals/Kopf	5,0
Abdomen	2,0

schen erster Konsultation und Tod der Patienten betrug durchschnittlich 121 Tage. Eingehende neurologische Untersuchungen zur Aufklärung der Schmerzursache wurden bei 73% der Patienten vorgenommen, eingehende internistische Statuskontrollen bei 36%. In 10% der Fälle wurden Änderungen der laufenden onkologischen Therapie vorgeschlagen, da auf diesem Gebiet Verbesserungsmöglichkeiten bestanden. Dieses Vorgehen wurde jedoch verlassen, da die Vorschläge nur von einer Minderzahl der überweisenden Ärzte aufgegriffen wurde. In 6% der Fälle konnte durch orthopädische Stützmaßnahmen wie Korsetts oder operative Wirbelsäulenversteifungen eine Schmerzlinderung erreicht werden.

Als Säule der Therapie tumorbedingter Schmerzen erwies sich in unserer Ambulanz die medikamentöse Analgesie. Sie wurde bei allen Patienten zumindest zeitweise angewandt. Mit der Periduralanästhesie haben wir bei Tumorpatienten weniger gute Erfahrungen gemacht. Weder die Akzeptanz von seiten der Patienten und der nachbehandelnden Ärzte sowie der sie unterstützenden Schwestern der Sozialstationen, noch die Effektivität und Zuverlässigkeit der Schmerzausschaltung konnten befriedigen. Wir haben dieses Verfahren daher in letzter Zeit zugunsten der medikamentösen Analgesie stark eingeschränkt. Neurochirurgische Eingriffe kamen bei 6% der Patientinnen zum Einsatz. Rhizotomien wurden wegen Schmerzen bei Prostatakarzinom bzw. Hon-Hodgkin-Lymphom vorgenommen, Chordotomien bei Patienten mit Uterus-, Rektum- oder Bronchialkarzinom. Transkutane Nervenstimulation (TENS) hatten wir im ersten Jahr des Bestehens der Ambulanz bei 5 Patienten erfolglos eingesetzt und daher vollständig aufgegeben. 54% der Patienten wurden zur Ein- oder Umstellung der Schmerztherapie zumindest einmal stationär aufgenommen.

Alle Patienten, die in die Schmerzambulanz überwiesen wurden, waren medikamentös entweder durch ihre Hausärzte oder in Selbstmedikation vorbehandelt. Unter den peripheren Analgetika waren die nichtsteroidalen, antiinflammatorischen Substanzen (NSAID) mit 45% am stärksten repräsentiert, gefolgt von Metamizol (29%), Paracetamol (16%) und Acetylsalicylsäure (10%). Von der Schmerzambulanz wurde dagegen überwiegend Paracetamol (57%) wegen seiner geringen Nebenwirkungen eingesetzt, gefolgt von NSAID (34%) und Metamizol (7%). Acetylsalicylsäure fand wegen ihrer schlechten gastrointestinalen Verträglichkeit kaum Verwendung (2%).

Bei den zentral wirkenden Substanzen standen in der auswärtigen Vorbehandlung die Substanzen Pentazozin und Tilidin mit zusammen 48% im Vordergrund. Buprenorphin wurde in 20% der Fälle eingesetzt, die schwach zentral wirkenden Analgetika Codein und Tramadol zusammen in 18% und Morphin nur in 14%. In der Anfangszeit unserer Schmerzambulanz hatten wir als stark wirkende Analgetika Morphin und Buprenorphin zu etwa gleichen Anteilen eingesetzt. Da sich Buprenorphin jedoch – insbesondere im Spätstadium der Erkrankungen – als nicht ausreichend analgetisch wirksam erwies und zu häufig auf Morphin umgesetzt werden mußte, haben wir in der Folgezeit überwiegend mit Morphin (62%) behandelt. Codein und Tramadol kamen in 25%, Buprenorphin in 12 und Pentazozin bzw. Tilidin nur in 2% der Fälle zum Einsatz. Die Enddosis bei 57 verstorbenen Patienten ist in Tabelle 3 dargestellt: Mehr als die Hälfte der Patienten kam mit einer Dosierung von weniger als 200 mg

Tabelle 3. Täglicher Morphinbedarf (Enddosis von 57 verstorbenen Patienten)

Dosis [mg/Tag]	[%]
0–199	54
200–399	18
400–599	9
600–799	9
800–999	2
≥ 1000	9

Morphin pro Tag aus, während 9% mehr als 1000 mg für eine befriedigende Analgesie benötigten. Sowohl mit Morphin in Form von Tropfen als auch als MST-Tabletten mit einer Wirkdauer von 8–12 h haben wir Langzeitbehandlungen mit Dosierungen von über 1500 mg/Tag durchgeführt. Trotz dieser hohen Dosen waren die Patienten in ihrer Kommunikatikonsfähigkeit unbeeinträchtigt. Lediglich bei Beginn der Morphingabe und bei Dosissteigerungen waren Nebenwirkungen zu verzeichnen.

Häufigste Nebenwirkung unter Morphintherapie ist die Obstipation, die wir in 83% der Fälle beobachteten. Im Gegensatz zu allen anderen Nebenwirkungen muß damit gerechnet werden, daß die Obstipation anhält und entsprechend frühzeitig Laxanzien geben. Hier hat sich besonders die Laktulose bewährt. Als weitere Nebenwirkungen traten bei Therapiebeginn oder, weniger ausgeprägt, bei Dosissteigerungen auf: Übelkeit (50%), Müdigkeit (37%), Erbrechen (9%), Verwirrtheit (8%), Transpiration (7%), Juckreiz (3%) und Harnverhaltung (1%). Die Dauer dieser Nebenwirkungen betrug selten mehr als 3 Tage. Die Patienten tolerierten die Nebenwirkungen sehr viel besser, wenn sie in einem ausführlichen Gespräch auf sie vorbereitet waren. Insbesondere klären wir die Patienten und ihre Angehörigen über eine nach einsetzender Schmerzlinderung auftretende Schläfrigkeit auf, die 1–2 Tage anhalten kann und auf dem Nachholbedarf der vorangegangenen schmerzbedingten Schlaflosigkeit beruht. Bei persistierenden Nebenwirkungen hat sich eine Dosisreduzierung für einige Tage bewährt. Atemdepressionen haben wir unter den angegebenen Anfangsdosierungen, oraler Applikation und langsamer Steigerung der Opiate ebensowenig beobachtet wie die Entwicklung einer psychischen Abhängigkeit.

Die Begleitmedikation richtet sich nach dem Befinden der Patienten. Aufgrund der häufigen Obstipation stand die Gabe von Laxanzien mit 83% im Vordergrund, gefolgt von den Neuroleptika Haloperidol (61%) und Levopromazin (51%). Metoclopramid wurde zur Unterdrückung der Übelkeit in 30% gegeben, Antidepressiva hatten in unserer Ambulanz keine große Bedeutung (3%).

Die Erfahrungen in der ambulanten Versorgung von Patienten mit tumorbedingten Schmerzen haben gezeigt, daß die für den Therapieerfolg wesentlichen Hinweise zur Einnahme der Medikation selten in der ersten Konsultation erfaßt und befolgt werden. Dies führt häufig zu einer ineffektiven Analgesie mit der Folge, daß die Patientin sich aus Enttäuschung über die ausbleibende Schmerzlinderung in der Meinung zurückzieht, ihr könne nicht geholfen werden. Die Ursachen für die begrenzte Aufnahmefähigkeit sind teils in der durch Angst und Befürchtungen geprägten Haltung der Patienten, teils in der Medikation zu suchen, unter der viele stehen, wenn sie unsere Schmerzambulanz aufsuchen. Wir haben die Patienten daher dazu ermutigt, ihren Ehepartner oder eine Bezugsperson zur Konsultation mitzubringen, die ihnen auch zu Hause beisteht.

Hinsichtlich der Stellung der Schmerztherapie im gesamten Behandlungsplan entstand der Eindruck, daß zahlreiche Patienten in der Erkenntnis ihrer Unheilbarkeit weitergehenden onkologischen Therapieformen zurückhaltender gegenüberstanden, wenn sie eine effiziente Schmerzlinderung erfahren hatten. Dadurch konnte für viele die Suche nach immer neuen Therapieformen mit zunehmend schlechterem Nutzen-

Nebenwirkungs-Verhältnis vermieden werden, deren Motiv häufiger die Hoffnung auf Schmerzfreiheit als das Verlangen nach Lebensverlängerung ist.

Weiterführende Literatur

Aulbert E (1986) Psychosoziale Betreuung des unheilbar Kranken durch den Arzt. In: Niederle N, Aulbert E (Hrsg) Der Krebskranke und sein Umfeld. Thieme, Stuttgart, S 63–79

Bergmann H (Hrsg) (1986) Schmerztherapie – eine interdisziplinäre Aufgabe. Diskussion zum Thema: Techniken zur Schmerzbehandlung. Springer, Berlin Heidelberg New York

Foley KM (1987) Pain syndromes in patients with cancer. Med Clin North Am 71:169–184

Klingler D, Kepplinger B (1984) Schmerzkliniken, Schmerzambulanzen – Organisationsformen und Strukturen. In: Bergmann H, Bischko J, Gerstenbrand F, Klingler D, Steinbereithner K, Tilscher H (Hrsg) Moderne Schmerzbehandlung. Maudrich, Wien

Twycross RG, Lack SA (1983) Symptom control in far advanced cancer: Pain relief. Pitman, London

Twycross RG, Zenz M (1983) Die Anwendung von oralem Morphin bei inkurablen Schmerzen. Anaesthesist 32:279

World Health Organization (1986) Cancer Pain relief. WHO, Genf

H. Pichlmaier, Universität Köln (Hrsg.)
Palliative Krebstherapie

Mitherausgegeben von J. M. Müller, I. Jonen-Thielemann,
Universität Köln

Mit Beiträgen zahlreicher Fachwissenschaftler

1991. XXXII, 724 S. 119 Abb. 231 Tab. Geb. DM 120,-
ISBN 3-540-52720-6

Zahlreiche Krebskranke können bis heute nicht geheilt werden.
Diese schwerkranken und sterbenden Patienten brauchen eine
lindernde Behandlung.
Palliative Krebstherapie beschäftigt sich ausschließlich mit
dieser Problematik.
Nach einer kurzen Einführung werden allgemein-ärztliche
Probleme besprochen. Es folgen die medizinischen Behandlungsmöglichkeiten, und schließlich die einzelnen Organkrebse.
Die Indikation palliativer Operationstechniken wird dargestellt,
aber auch die Nachsorge einschließlich psycho-sozialer Fragen.
Im Anhang finden sich Adressen von sozialen und caritativen
Institutionen in der BRD, an die sich Betroffene wenden
können.

Fachärzte sämtlicher Disziplinen
sowie *Psychologen, Theologen,*
Sozialarbeiter und *Selbsthilfegruppen*
haben an diesem Werk mitgearbeitet. Ziel des Buches ist es, die palliative Therapie durch Ärzte, Krankenschwestern und -pfleger sowie
Laien zu verbessern. Es bietet
problembezogene Orientierung und
ist ein Ratgeber zur individuellen
Behandlung des Tumorkranken.

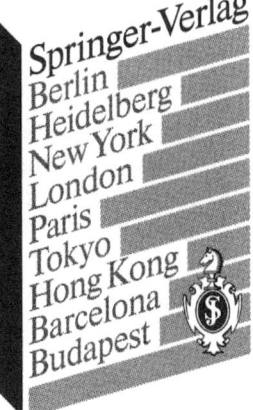

Springer-Verlag
Berlin
Heidelberg
New York
London
Paris
Tokyo
Hong Kong
Barcelona
Budapest

A. **Margulies,** Universität Zürich; K. **Fellinger,** Kuesnacht;
T. **Kroner,** Winterthur (Hrsg.)

Onkologische Krankenpflege

1991. Etwa 500 S. In Vorbereitung. ISBN 3-540-52967-5

Bei der Betreuung von Krebspatienten kommt dem Pflegepersonal neben den Verwandten und den behandelnden Ärzten eine besondere Schlüsselrolle zu, da ihr Kontakt zum Patienten besonders intensiv ist. Dabei ist nicht nur der reine Versorgungsaspekt gefragt, sondern auch die Fähigkeit, den Kranken kompetente Antworten geben zu können, versteckte Hilfesignale zu deuten, und nicht zuletzt trotz der Hektik des Alltags gelassen auf die schweren Aufgaben zu reagieren.

In diesem Buch sind jahrelange Erfahrungen von Schwestern und Ärzten gesammelt. Neben den theoretischen Grundlagen der Onkologie wie z.B. Tumorentstehung, Prinzipien der Chemotherapie, chirurgische Behandlung sowie Strahlentherapie werden ausführlich die häufigsten klinischen Probleme wie Übelkeit, Erbrechen, Schmerzen, Schlafstörungen, Haarverlust, Atemnot, Husten usw. dargestellt. Ein ganz praktischer Teil handelt onkologische Notfälle sowie u.a. folgende spezielle technische Aspekte ab: Schutzmaßnahmen bei Chemotherapeutika, Injektionstechniken, Pumpen, Stomaprobleme, orthopädische Probleme, interstitielle und intracavitäre Radiotherapie.

Eine einfühlsame Schilderung psychosozialer Probleme rundet dieses ganz für den täglichen Gebrauch gedachte Buch ab.

Preisänderungen vorbehalten.

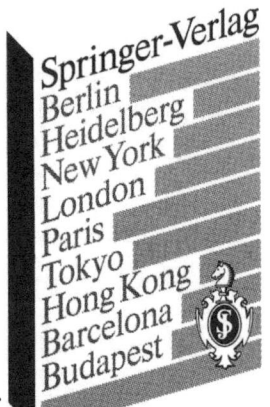

Springer-Verlag
Berlin
Heidelberg
New York
London
Paris
Tokyo
Hong Kong
Barcelona
Budapest

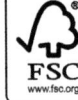

MIX
Papier aus verantwortungsvollen Quellen
Paper from responsible sources
FSC® C105338

If you have any concerns about our products,
you can contact us on
ProductSafety@springernature.com

In case Publisher is established outside the EU,
the EU authorized representative is:
**Springer Nature Customer Service Center GmbH
Europaplatz 3, 69115 Heidelberg, Germany**

Printed by Libri Plureos GmbH
in Hamburg, Germany